대사증후군을 극복하는 음식편
당뇨병 저당음식

꿈이있는집플러스

당뇨병

혈당을 쑥 내려주는 저당음식

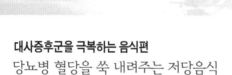

대사증후군을 극복하는 음식편
당뇨병 혈당을 쑥 내려주는 저당음식

초판 1쇄 인쇄 - 2024년 4월 18일
편 저 - 동의보감 약초사랑
편집 제작 - 행복을만드는세상
발행처 - **꿈이있는집플러스**
발행인 - 이영달
출판등록 - 제2018-14호
서울시 도봉구 해등로 12길 44 (205-1214)
마켓팅부 - 경기도 파주시 탄현면 금산리 345-10(고려물류)
전화 - 02) 902-2073
Fax - 02) 902-2074

ISBN 979-11-93706-00-8 (03510)

대사증후군을 극복하는 음식편

당뇨병
혈당을 쑥 내려주는
저당음식

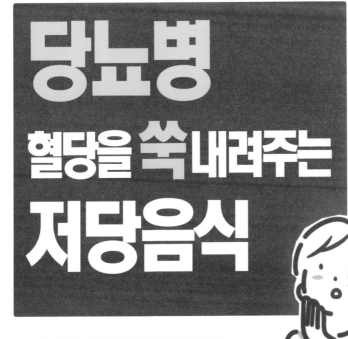

식습관은 우리의 몸에 다양한 영향을 미친다. 식습관과 영양 상태는 체중 뿐 아니라 호르몬, 신경전달물질, 인지기능, 기분 등에 영향을 미치는 것으로 알려져 있다. CCK, NPY, BDNP는 식사와 관련이 있으면서 동시에 우울증과도 밀접한 관계를 갖고 있다. 위와 같은 이유로 식습관이 우울증과 연관이 있는지에 대해서 기존에 많은 연구들이 진행이 되어 왔다. 실제로 많은 연구들에서 식습관이 우울증 발생과 관련이 있다는 결과를 보였다. 특히 단음식, 짠음식, 고지방 음식, 과자 섭취 등은 우울증 발병 위험을 높이는 보고가 있었다.
여러 연구들 중의 한 연구를 소개하면 우리가 알고 있는 Women' s Health Initiative Observational Study (WHI)는 수만 명의 여성의 건강 상태와 질환에 대하여 전향적으로 연구를 진행한 유명한 연구이다. 해당 연구에서 여성들의 식습관과 우울증 발병 위험에 대해서 확인을 하였다. 우선 섭취한 식사의 혈당지수(Glycemic Index, GI)가 높은 상□ 20% 여성이 혈당지수가 낮□□의 20% 여성보다 우울증□□험이 22% 높았다. 혈당□□ 높게 오르는 식품군을□□□아 여성이 우울증 위험□□□□태한 영양의 불균형□□□□ 과일, 야채를 많이□□□□ 그렇지 않은 군보다□□□□위험이 낮았다는 연□□□□면 식습관이 우울증□□□□ 성이 있음을 알 수 있□□□□은 의욕, 관심, 정신활동□□□□하, 식욕부진, 불면증, 지속적

당뇨에 대한 당신의 걱정은 무엇입니까?
내가 궁금해 하는 당뇨병의 모든 것

혈당은 음식과 운동이 내려준다

꿈이있는집플러스

우리나라에서 당뇨병은 30세 이상 성인 6명 중 1명이 앓을 정도로 흔한 질환이다. 학회에 따르면 2020년 기준 우리나라 30세 이상 당뇨병 환자는 526만 9000명, 당뇨병 전 단계 인구는 1,497만 명으로 추산된다. 둘을 합치면 국민의 40%에 해당하는 2000만 명 이상이 당뇨병의 위험에 노출돼 있다. 하지만 더 큰 문제가 있다. 당뇨병 발병 연령이 갈수록 낮아지고 있다는 것이다. 건강보험심사평가원 통계에 따르면 20~30대 당뇨 환자는 2018년 13만9,682명에서 2022년 17만4,485명으로 24.9% 증가했는데, 이는 전체 당뇨병 환자 증가율(21%)보다 높다. 어린 시절부터 자극적이고 불규칙한 식습관으로 인한 과체중이 당뇨병으로 이어진 것이다. 또한, 대부분은 정작 자신이 당뇨병 환자인지 모르고 있다는 것이다.

당뇨병은 섭취한 음식물이 에너지로 바뀌는 대사과정에 문제가 생겨 발생한다. 보통 건강한 사람은 음식을 먹으면 췌장에서 인슐린이 분비돼 혈당이 급속하게 높아지는 것을 조절한다. 하지만 당뇨병 환자는 인슐린 분비가 부족하거나 정상적으로 기능하지 않아, 문제가 된다. 당뇨병이 위험한 것은 합병증 때문이다. 당뇨병이 지속하면 고혈당으로 혈액이 끈적끈적해져, 핏덩어리인 혈전을 만든다. 이 혈전은 염증의 원인으로 여러 가지 당뇨병 합병증을 유발한다. 혈관이 있는 곳이라면 어디든 합병증이 생길 수 있고 심각한 경우 사망에 이를 수도 있다.

최근의 화두는 당뇨병 전단계다. 당뇨병으로 진행될 가능성이 높은 상태를 의미하는데, 한국에만 1,500만 명에 이르는 것으로 추산된다고 한다.

당뇨병은 세 가지만 잘 지키면 그다지 위험하지 않은 병일 수도 있다. 그것은 약물요법, 식이요법, 운동요법이다. 이 책에서는 식이요법에 대해 혈당상승지수 음식과 부하당지수, 그리고 당뇨병에 문제가 되는 당질에 대해 다루었다. 당뇨병의 식사에 많은 도움이 되길 바라며 아울러 모두 건강하기를 바란다.

Chapter 01

당뇨병에 대해 얼마나 알고 있나요?

Chapter 02

당뇨병에 대한 걱정은 무엇일까요?

Chapter 03
혈당상승지수(GI)만 알아도
당뇨병 절반의 성공이다.

Chapter 04
당뇨병에 좋은 저당음식은
어떤 것이 있을까요?

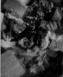

Chapter 05
식품교환표만 알아도 당뇨병
절반은 성공이다

Chapter 06
식품 교환표를 이용하여
저당식품으로 당뇨식단을 만들어 보자

Chapter 07
당뇨병에 꼭 피해야할 식품들은 무엇일까요?

당뇨병 자가진단 테스트

해당사항에 체크를 한다.

- ☐ 살이 잘 빠지지가 않는다
- ☐ 평소 체온이 평균 체온보다 낮다
- ☐ 다리에 쥐가 자주 난다
- ☐ 손톱과 발톱이 약해졌다
- ☐ 자주 가렵다
- ☐ 자주 입에 염증이 생긴다
- ☐ 많은 약을 복용하고 있다
- ☐ 목이 미를 때가 많다
- ☐ 변비가 있고 변의 첫 부분이 딱딱하다
- ☐ 잠들기가 힘들다
- ☐ 스트레스가 없는데도 쉬는 날에 가만히 있지를 못한다
- ☐ 몸이 차가울 때가 많다
- ☐ 가끔 빈혈증세가 있다
- ☐ 예전만큼 술을 마시지 못한다
- ☐ 입맛이 바뀌었다

5개 이상은 당뇨병에 주의

7개 이상은 당뇨병 검사 받아보는 것이 좋다.

Chapter 01

당뇨병에 대해
얼마나 알고 있나요?

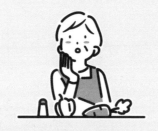

당뇨병이란 무엇일까요?

당뇨병이란 무엇일까요?

 당뇨병은 혈당이 높아지는 병이다. 혈당이 높은 상태가 지속되면 전신의 혈관이 손상되고 눈이나 신장이나 신경에 합병증이 생기거나 협심증, 심근경색, 뇌경색이 일어나기도 한다.

당뇨병이라고 하더라도 소변에 당이 나오지 않는 경우가 많이 있다. 특히 건강 검진 등으로 식사를 하기 전에 검사를 받은 경우 당뇨병으로도 소변에 당이 나오지 않는 경우가 많다. 반대로 소변에 당이 나와 있으면 당뇨병의 가능성이 높아지므로 의료기관에서 진료를 받고 혈당, 당화혈색소(HbA1c), 포도당 부하시험 등 정밀검사를 받아야 된다.

당뇨병이란 혈당이 높은 상태가 지속되는 병일까요?

당뇨병은 소변에 당이 나오는 병이 아니라 **당뇨병이란 혈당이 높은 상태가 지속되는 병**이다. 따라서 당뇨병 여부를 조사하기 위해서는 혈당치를 조사할 필요가 있다. 당뇨병이 아닌 사람의 혈당치는 공복 시 110mg/dl 미만으로 식사를 한 후에도 140mg/dl를 초과하는 경우는 별로 없다. 이 범위를 넘어서 혈당이 올라가고 **공복 혈당이 126mg/dl 이상인 경우나 식후 혈당이 200mg/dl를 초과하면 당뇨**병으로 진단된다.

혈당치와 요당의 관계는 무엇일까요?

 소변 속의 당을 요당이라고 부른다. **혈당이 160~180mg/dl를 초과하면 요당이 나오는데 당뇨병인 사람 중에서 혈당 수치가 높아지고 있을 때는 요당이 나온다.** 그러나 당뇨병인 사람도 혈당이 그다지 높지 않을 때에는 요당은 나오지 않는다. 예를 들어 공복 혈당 130mg/dl가 계속되면 당뇨병으로 진단받지만 혈당이 160~180mg/dl를 넘지 않기 때문에 요당은 나오지 않는다. 따라서 요당이 나오지 않았기 때문에 당뇨병이 아니라는 것은 아니다. 요당이 나오지 않아도 혈당치가 높으면 당뇨병에 따른 합병증이 생기는 것이다.

당뇨병은 어떻게 나누어질까요?

당뇨병은 임상적 양상에 따라 크게 제1형과 제2형으로 분류한다. 당뇨병은 원인에 따라 다음의 4종류로 분류되어 있다.

• 제1형 당뇨병

• 제2형 당뇨병

• 기타 당뇨병

• 임신성 당뇨병

제1형 당뇨병과 제2형 당뇨병의 차이

	제1형 당뇨병	제2형 당뇨병
발병 연령	소아 및 젊은 연령(30세 이전)	성인(연령에 따른 분류는 모호함)
발병 양상	갑자기 발병	서서히 진행
원인	자가면역기전, 바이러스 감염 등에 의한 췌장의 파괴	유전적 경향이 강하며 비만, 노화 등 환경적 요인에 의해 진행
비만과의 연관성	적음	있음
췌장의 인슐린 분비	완전 결핍	상대적 결핍
치료	인슐린	경구약제 및 인슐린

제1형 당뇨병

췌장의 인슐린을 만들어 내는 세포(베타 세포)가 파괴되어 버리는 타입의 당뇨병이다. 인슐린 분비가 현저하게 저하되고 혈당이 상승하며 당뇨병이 발병한다. 인슐린이 잘 나오지 않는 타입의 당뇨병이기도 하다. 인슐린의 분비가 현저하게 저하되어 있기 때문에 인슐린 치료가 필요하게 된다. 췌장의 베타 세포가 파괴되는 속도는 다양하다.

• 극증 1형 당뇨병

몇일에서 몇 주 사이에 췌장의 베타 세포가 파괴되어 당뇨가 발병한다.

• 급성 발병 1형 당뇨병

몇 개월에서 몇 년에 걸쳐 췌장의 베타 세포가 파괴되어 당뇨병이 발병한다.

• 완서진행형1형 당뇨병

수년에서 수십 년에 걸쳐 췌장의 베타 세포가 파괴되어 당뇨병이 발병한다. 완서 진행형 1형 당뇨병으로 진단받지 않고 2형 당뇨병으로 치료를 받고 있는 경우가 있다. 경과와 함께 인슐린이 서서히 분비되지 않게 되어 혈당 조절이 악화된다.

제2형 당뇨병

당뇨병 환자의 90~95%는 제2형 당뇨병이다. 생활 습관병이라고 불리는 당뇨병은 바로 제2형 당뇨병이다. 같은 2형 당뇨병이라도 매우 폭이 넓고, 형태는 한 사람 한 사람 크게 다르기도 하다. 제2형 당뇨병인 사람들은 인슐린이 잘 나오지 않는 요소와 인슐린의 효과가 나쁜 요소를 모두 가지고 있는 경우가 많다. 따라서 같은 2형 당뇨병이라고 해도 치료법도 다르다. 어떤 사람에게는 잘 듣는 치료법이 다른 사람에게는 별로 효과가 없는 경우가 자주 있다.

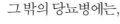 ## 기타 당뇨병

그 밖의 당뇨병에는,

- 인슐린을 만들고 있는 췌장병으로 인한 당뇨병

- 호르몬 질환 때문에 생기는 당뇨병

- 간병으로 인한 당뇨병

- 특별한 유전적인 질병으로 생기는 당뇨병

- 약물(스테로이드, 인터페론 등)에 의한 당뇨병 등이 있다.

임신성 당뇨병은 어떻게 나타날까요?

임신 전부터 당뇨병이 존재했던 당뇨병 합병 임신과 임신 중 발견된 당 대사 이상이 있다. 임신 중 발견된 당 대사 이상에는 임신 당뇨병과 임신 시 진단된 당뇨병 두 가지가 있다. 임신성 당뇨병은 임신 중 처음 발견되지만 당뇨병에 이르지 않아 당뇨병에 포함되어 있지 않는다. 임신 당뇨병은 출산 후 혈당이 떨어져도 미래에 당뇨병에 걸리기 쉬운 것으로 알려져 있다.
임신 당뇨병의 진단 기준은 임신 시 이외의 당뇨병의 진단 기준과 다르다. 임신 당뇨병의 진단 기준은 다음과 같다.

75g 포도당 부하 시험에서 아래 기준 한 가지 이상일 때 당뇨병 가능성이 있다.

- 공복시 혈당치 92mg/dl 이상
- 1시간 값 180mg/dl 이상
- 2시간 값 153mg/dl 이상
- 혈당이 올라간다.

 당뇨병의 증상은 어떻게 나타날까요?

모든 당뇨인이 반드시 당뇨병의 증상을 경험하는 것은 아니다. 당이 180mg/dL 정도되면 소변에서 당이 나오게 된다. 그러나 이 정도의 혈당수치에서는 자각증상이 나타나지 않는다. **혈당이 200~250mg/dL 이상을 초과할 경우 당과 함께 수분의 배설이 많아지면서 갈증, 다음, 다식, 다뇨, 피로감, 체중감소** 등을 느끼게 된다. 모든 당뇨인이 반드시 당뇨병의 증상을 경험하는 것은 아니다. 혈당관리를 잘 하면 자각증상도 없고 건강하게 지낼 수 있다.

노인 당뇨병은 어떻게 생길까요?

비단 우리나라뿐만 아니라 전 세계적으로 당뇨병의 유병률이 지속적으로 증가하고 있다. 이 뿐만이 아니라 사회 인구의 고령화도 빠르게 진행되고 있다. 이런 현상은 우리 사회의 만성질환의 증가에도 기여를 하고 있다. 특히 당뇨병은 사회 고령화와 연관이 깊다는 것이 여러 나라의 통계에서도 증명되고 있다. 당뇨병이 사회적인 문제로 대두되고 있는 것이다.

일반적으로 노인의 당뇨병 관리에 있어서 생활습관, 혈당 목표치 등의 기준치는 젊은층의 환자와 조금 다르게 제시된다. 노인 환자의 라이프 스타일이나 인지 능력 등이 젊은층과 다르기 때문이다. 예를 들어 당뇨병은 약을 잘 복용하는 것 이상으로 생활습관 교정이 중요한데, 생활습관을 적극적으로 교정하기 어려운 노인 환자에게 젊은 당뇨병 환자들과 같은 정도의 혈당 조절을 요구할 수는 없다.

생활속에서 알 수 있는 당뇨병의 대표적인 증상은 무엇일까?

• 소변을 자주 보는 빈뇨

• 과도한 목마름이 나는 다음

• 소변량이 많은 다뇨

• 배고픔으로 많이 먹게 되는 다식 등 체중감소가 나타난다.

당뇨병의 다른 증상이 있을까요?

 피로감이 나타나고, 눈이 뿌옇게 보이기도 하며 다리에 통증이 있고 입이 마른다.

피부가 건조하고 가려우며 발기부전(남성의 경우)이 생기기도 하고 음부 가려움증(여성의 경우)도 있으며 상처치유가 느려지거나 잘 안 된다.

당뇨병은 무엇으로 진단할까요?

당뇨병이란 혈당이 높은 상태가 지속되는 질병이다. 진단을 위해서는 혈당을 측정해야 한다. 다음 중 하나를 확인할 수 있으면 당뇨병 증상으로 한다.

다음의 5가지 기준 중에서 한 가지라도 해당되면 당뇨병으로 진단한다.

- 전형적인 증상(다음, 다뇨, 설명되지 않는 체중감소 등)
- 식사와 관계없이 측정한 혈장 혈당이 200mg/dL 이상
- 8시간 공복 혈장 혈당이 126mg/dL 이상
- 경구당부하검사에서 2시간 혈장 혈당이 200mg/dL 이상
- 당화혈색소 수치가 6.5% 이상

이 5개의 기준 중 한 가지라도 해당이 되면 당뇨병으로 진단할 수 있다. 그러나 1번 기준을 제외하면 한 번의 검사로 당뇨병을 확진할 수 없기 때문에 2, 3, 4번 기준에서 이상소견이 발견되면 다른 날에 검사를 반복하여 재확인해야 한다. 또 **당화혈색소는 표준화된 방법으로 측정하는 것이 중요**하다. 위의 진단기준은 모두 모두 직접 채혈을 통해 얻어지는 혈장 혈당을 기준으로 하므로 혈당측정기에 의한 진단은 불가하며, 반드시 병원에 내원하여 검사받는 것이 필요하다.

포도당 부하 시험의 판정 기준은 무엇일까요?

일반적으로, 병원에서는 공복혈당검사, 경구당부하검사 및 당화혈색소 측정과 같은 혈액검사를 통해 당뇨병을 진단하게 된다. 혈당은 식사상태에 따라 그 수치가 달라지므로 그에 따른 정상 혈당의 기준범위 역시 다르다.

8시간 이상 음식을 섭취하지 않은 상태에서 측정한 혈당을 공복혈당이라고 하며, 정상범위는 100mg/dL 미만이다. 단, 식후 혈당은 음식의 종류와 양, 식사시간에 따라 그 수치가 다르므로 객관적인 기준을 적용하기가 어렵다. 표준화된 식후혈당을 위한 검사로 이용되는 75g 경구당부하검사 2시간 이후의 혈당 수치가 140mg/dL 미만이면 정상 식후혈당으로 간주한다.

최근에는 당화혈색소 측정도 당뇨병 진단 검사로 활용이 가능하다. 당

당뇨병의 진단 및 검사하는 방법

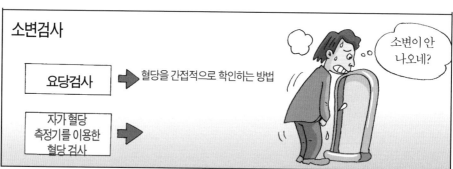

소변검사

| 요당검사 | ➡ 혈당을 간접적으로 학인하는 방법 |

| 자가 혈당 측정기를 이용한 혈당 검사 | ➡ |

소변이 안 나오네?

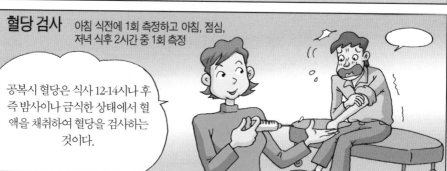

혈당 검사 아침 식전에 1회 측정하고 아침, 점심, 저녁 식후 2시간 중 1회 측정

공복시 혈당은 식사 12-14시나 후 즉 밤사이나 금식한 상태에서 혈액을 채취하여 혈당을 검사하는 것이다.

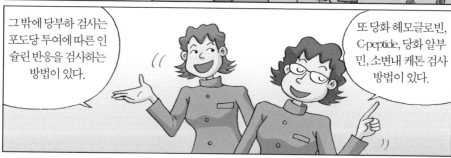

그 밖에 당부하 검사는 포도당 투여에 따른 인슐린 반응을 검사하는 방법이 있다.

또 당화 헤모글로빈, C-peptide, 당화 알부민, 소변내 케톤 검사 방법이 있다.

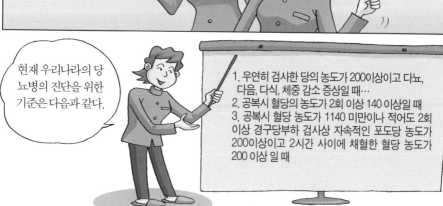

현재 우리나라의 당뇨병의 진단을 위한 기준은 다음과 같다.

1. 우연히 검사한 당의 농도가 200이상이고 다뇨, 다음, 다식, 체중 감소 증상일 때…
2. 공복시 혈당의 농도가 2회 이상 140 이상일 때
3. 공복시 혈당 농도가 1140 미만이나 적어도 2회 이상 경구당부하 검사상 지속적인 포도당 농도가 200이상이고 2시간 사이에 채혈한 혈당 농도가 200 이상 일 때

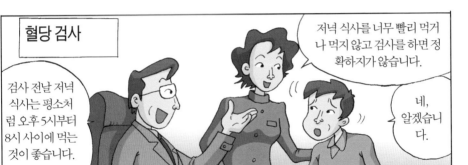

혈당 검사

검사 전날 저녁 식사는 평소처럼 오후 5시부터 8시 사이에 먹는 것이 좋습니다.

저녁 식사를 너무 빨리 먹거나 먹지 않고 검사를 하면 정확하지가 않습니다.

네, 알겠습니다.

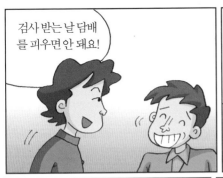

검사 받는 날 담배를 피우면 안 돼요!

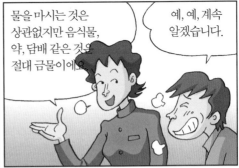

물을 마시는 것은 상관없지만 음식물, 약, 담배 같은 것은 절대 금물이에요.

예, 예, 계속 알겠습니다.

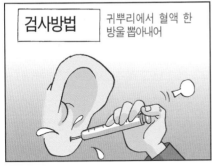

검사방법

귀뿌리에서 혈액 한 방울 뽑아내어

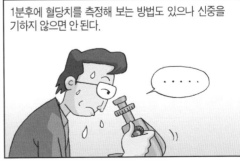

1분후에 혈당치를 측정해 보는 방법도 있으나 신중을 기하지 않으면 안 된다.

· · · · ·

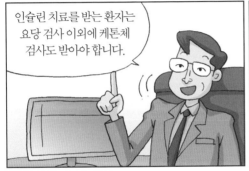

인슐린 치료를 받는 환자는 요당 검사 이외에 케톤체 검사도 받아야 합니다.

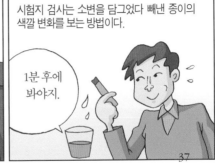

시험지 검사는 소변을 담그었다 빼낸 종이의 색깔 변화를 보는 방법이다.

1분 후에 봐야지.

37

화혈색소란 혈중 적혈구 내의 혈색소에서 당화된 부분을 측정하는 방법으로 최근 2~3개월간의 평균적인 혈당조절 상태를 반영해준다. 당화혈색소 측정은 당뇨병의 진단 뿐 아니라, 당뇨병 치료 및 합병증 예방을 위해서도 꼭 필요한 검사다.

 ## 당뇨병의 75g 경구당부하검사란 무엇일까요?

 경구당부하검사는 당뇨병을 확진하기 위해 시행하는 검사이다. 당뇨병은 혈당 검사를 통해 진단하기도 하지만 혈당이 정상 범위도 아니면서 또 당뇨병이라고 할 만큼 높지 않은 경우가 있는데 이를 **내당능장애**라고 한다. 이렇게 당뇨병의 진단이 모호한 경우 당부하검사를 하게 된다. 전날 저녁식사를 충분히 하고 심리적으로 안정된 상태로 10시간 공복상태에서 75g의 포도당을 물 300ml에 넣고 이를 마시기 전, 마신 후 30분, 60분, 90분, 120분에 채혈한 후 혈장을 분리하여 포도당 농도를 측정하여 진단한다.

당화혈색소는 무엇일까요?

적혈구내에는 혈색소(헤모글로빈)라고 하는 산소운반에 중요한 단백질이 들어있는데 혈당이 높아지면 포도당의 일부가 혈색소에 결합하게 되고 이것을 **당화혈색소**라고 한다. 따라서 혈당이 높을수록 당화혈색소는 점점 높아진다. 혈당검사가 매일의 혈당상태를 알 수 있는 반면에 **당화혈색소는 적혈구가 포도당에 노출된 기간과 혈중 포도당 농도에 의해 결정**되기 때문에 측정한 시간보다 과거 6주~10주 동안의 평균혈당 조절상태를 반영한다.

당화혈색소는 어떤 작용을 할까요?

당화혈색소 1%를 낮추면 당뇨합병증 37% 발생확률이 낮아진다. 40대 기준이면 약을 먹고 있는 경우 5점대로 유지하는 것이 좋다. 당화혈색소를 낮추는 것은 그만큼 당뇨합병증 위험도도 낮추는 것이고 그만큼 췌장을 아꼈다는 말이기도 하다.

• 당뇨인의 **췌장은 연간 17%씩 췌장의 기능을 상실**한다. 이것을 막기 위해서 약과 식이 운동을 하는 것이기도 하고 막아도 10%미만으로 줄이는 건 대단한 노력이 필요하다. 췌장의 기능이 이제 얼마 안 남았다면 그리고 회복된다면 어떻게 해야 할까?

• 지금 잘 조절해서 인슐린 안 쓰고 약만으로도 조절이 될 때 밀가루, 설탕, 단순당 등 상식적으로 몸에 안 좋은 건 먹으면 안 된다. 약 없이 식이와 운동만으로 조절이 될 때도 마찬가지다.

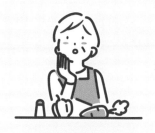

당뇨병의 **원인은 무엇**일까요?

당뇨병의 원인은 무엇일까요?

당뇨병의 원인은 매우 다양하고 복합적이다. 어떤 한 가지 이유라기보다는 여러 가지 요인이 함께 상호 작용해 일어나는 경우가 많다는 뜻이다. 당뇨병의 대표적인 원인으로 밝혀진 유전적, 환경적 요인과 일부 기타 요인들을 알아보자.

유전적 요인으로 생기는 당뇨병

통상적으로 당뇨병 발생의 30~70% 정도는 유전적 영향에 의해서 결정된다고 알려져 있다. 가족 중에 당뇨병 환자가 있는 경우, 직계 가족이 제2형 당뇨병을 진단받게 될 확률은 3.5배 더 높다. 일란성 쌍둥이처럼 유전자가 일치할 경우에는 그 확률이 10배에 가깝게 증가한다. 최근 연구에 의하면 제1형 당뇨병 환자의 25%는 형제가 함께 제1형 당뇨병을 가지고 있었으며, 형제 중 한 사람에게서 제1형 당뇨병이 발생했을 경우, 10년 이내에 다른 형제가 당뇨병이 생길 확률이 50%로 조사됐다.

제1형 당뇨병과 달리 제2형 당뇨병은 유전적인 원인뿐만 아니라 여러 환경적인 원인이 복합적으로 작용한다고 알려져 있지만, 가족력은 제1형 당뇨병보다 더 흔한 양상을 보인다. 부모 모두 제2형 당뇨병인 경우

자식이 제2형 당뇨병에 걸릴 확률은 30%이며, 부모 중 1명이 당뇨병인 경우에 자녀도 당뇨병에 걸릴 확률은 15%다. 따라서 가족 중 당뇨병 환자가 있는 경우, 즉 당뇨병 가족력이 있는 경우에는 정기적인 혈당 검사를 통해 당뇨병을 조기에 발견하고 관리할 수 있도록 해야 한다.

환경적인 요인으로 생기는 당뇨병

우리나라에서 최근 급격하게 증가하는 것은 제2형 당뇨병이다. 이러한 변화는 특히 생활방식의 서구화 및 비만환자의 증가와 밀접한 관련이 있다는 뜻이다. 다시 말해 당뇨병 발생에 있어 유전적 요인뿐 아니라 환경적 인자도 크게 영향을 끼치게 된다는 것을 알 수 있다.

당뇨병 발생의 중요한 환경적인 요인으로 모성인자, 바이러스 감염, 과도한 영양 섭취(비만), 출생 시 과체중, 정신적 스트레스, 독성 물질 등을 꼽을 수 있다.

약물로 생기는 당뇨병

직접적인 당뇨병의 원인으로 지목되지는 않으나 당뇨병의 발생에 영향을 미치는 2차적인 원인들도 있다. 약물과 스트레스 그리고 당분이 많은 음식 등이다. 우선 현대인이 자주 사용하는 약제의 일부는 당뇨병을 악화시키거나 당뇨병 전단계인 내당능장애를 유발할 수 있다. 대표적으로 스테로이드 계열의 약물이 있다. 스테로이드 제제는 인슐린 분비에 직, 간접적으로 관여하거나 간 또는 말초 조직에서 인슐린의 작용을 억제하여 혈당을 높일 수 있다. 따라서 당뇨병 환자에서 스테로이드 제제를 사용할 경우 고혈당을 악화시킬 수 있다. 또한, 고용량의 스테로이드 제제이거나 사용 기간이 길어질 경우에는 당뇨병이 없는 정상 혈당의 사람이라도 점진적으로 혈당 수치가 상승되고, 실제로 내당능장애 또는 당뇨병이 발생할 수 있다.

스트레스로 생기는 당뇨병

스트레스 역시 당뇨병에 영향을 끼친다. 스트레스 자체가 당뇨병을 직접적으로 발생시킨다는 증거는 없다. 그러나 많은 당뇨병 환자들이 가정불화, 수술, 자동차 사고, 주변의 죽음, 사업 실패 등의 극심한 스트레스 상황 이후에 당뇨병이 생겼다고 호소한다. 실제로 심각한 스트레스는 스트레스 호르몬이라 불리는 부신 피질호르몬 코티솔의 분비를 증가시키는데, 이는 인슐린 작용에 영향을 끼쳐 혈당을 높이는 작용을 한다. 심한 스트레스에 노출되면 당뇨병이 쉽게 생길 수 있는 것이다.

 ## 당분으로 생기는 당뇨병

문제는 당분이 많은 음식이다. 현대인들은 그 어느 때보다 달콤한 음식에 많이 노출되어 있다. 달콤한 음료와 간식뿐만이 아니다. 탄수화물과 과일도 포도당으로 분해되기 때문에 당질이 많은 식품이다. 이런 음식들을 많이 먹는다고 당뇨병에 걸린다고 말할 수는 없지만, 제2형 당뇨병의 원인이 되는 비만을 불러올 수 있다는 점에서 주의해야 한다. 당뇨병의 발생 위험은 비만도가 증가할수록 커진다. **고도 비만인 경우에는 10년 이내 당뇨병이 발생할 위험이 정상체중을 가진 경우보다 무려 80배나 높아**진다는 보고도 있다.

 ## 노화로 인한 체내의 세포기능 저하로 생기는 당뇨병

연령이 증가하면 당뇨병은 많아진다. 성인형 당뇨병은 40대 이후에 많아지기 시작하며, 건강한 정상인도 나이가 들면 포도당을 포함한 연료의 대사가 점차로 떨어지는 경향을 보이게 된다.

연령이 증가하면서 혈당이 높아지는 경향을 나타내는 것은 체내의 모든 세포기능이 떨어지는 것과 관련이 있다.

콕사키 바이러스 등이 발병 원인으로 생기는 당뇨병

어떤 바이러스는 감수성이 있는 사람에게서 베타세포를 파괴시킬 수도 있다. 영국의 학자들은 제1형 당뇨병이 감기가 유행한 다음에 많이 생기고, 그 원인이 콕사키라고 하는 바이러스라는 것을 확인하였다. 발생하는 연령도 유치원에 입학하는 5~6세의 어린이나 중학교에 입학하는 13~14세의 어린이들에게 많이 발생한다는 것을 발견하였다. 최근에는 콕사키 바이러스 이외에도 여러 바이러스들이 당뇨병을 일으킬 수 있다는 것이 발견되었다.

국민소득 높은 나라일수록 당뇨병 많다.

일반적으로 풍요로운 나라일수록 당뇨병에 걸리는 확률이 높다. 우리나라의 당뇨병 발생률도 국민소득의 상승에 따라 식사 섭취량이 증가하면서 거의 직선적으로 증가하는 모습을 보이고 있다. 이러한 사실은 식사습관이 당뇨병의 발생에 매우 중요한 역할을 한다는 사실을 시사하고 있다. 음식에 섬유질이 적어지는 것과도 관련이 있어 보이는데, 식사 시 섬유질이 많이 포함된 음식을 먹으면 당뇨병의 발생이 적다고 한다.

불면증일 경우 당뇨병에 걸릴 위험이 커지는 것으로 나타났다.

하루 3~5시간만 자는 사람은 7~8시간 자는 사람보다 제2형 당뇨병 위험이 최고 41% 높다는 연구 결과가 발표됐다. 스웨덴 웁살라데 연구팀은 38~71세 영국 성인 24만7867명의 수면, 식습관 등의 추적 데이터와 제2형 당뇨병의 발병률을 분석해 이 같은 결과를 도출했다고 5일 국제 의학 저널인 JAMA 네트워크 오픈에 발표했다.

연구팀은 연구 참가자들을 정상 수면 그룹(7~8시간), 약간 짧은 수면(6시간), 중간 정도 짧은 수면(5시간), 극히 짧은 수면(3~4시간)으로 나눴다. 그리고 붉은 고기, 가공육, 과일, 채소, 생선 소비량 등을 기준으로 식습관에 0점(가장 건강하지 않음)에서 5점(가장 건강함)까지 점수를 매긴 다음 수면시간 및 식습관과 제2형 당뇨병의 연관성을 11.8~13.2년간 추적 조사하고 분석했다.

그 결과 참가자 중 3.2%인 7905명의 참가자가 제2형 당뇨병 진단을 받았다. 이중 매일 밤 3~4시간 잠을 자는 극히 **짧은 수면을 하는 그룹은 정상 수면 그룹에 비해 제2형 당뇨병에 걸릴 가능성이 41% 더 높았다.** 짧은 수면 그룹인 5시간 수면을 하는 사람들은 16% 더 높았다.

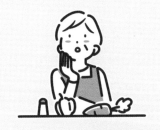

당뇨병의 **합병증은**

무엇이 있을까요?

당뇨병의 합병증은 무엇이 있을까요?

당뇨병에는 **'당뇨병 신경장애' '당뇨병 망막증' '당뇨병 신증'의 3대 대표적인 합병증**이 있다. 당뇨병으로 인해 고혈당 상태가 지속되면 가늘고 약한 모세혈관이 손상된다. 특히 망막과 신장, 손발에는 모세혈관이 모여 있어 합병증을 일으킬 가능성이 높다. 당뇨병의 이병 기간이 길수록 발병하기 쉬워진다.

당뇨병 합병증의 대표적인 증상들

뇌/심혈관
당뇨병성 뇌, 심혈관 질환
(마비, 어지러움, 흉통, 호흡곤란)

위와 장
당뇨병 자율신경병증
(소화불량, 구토, 구역)

눈
당뇨병성 망막병증
(시력저하 및 시력상실)

생식기
당뇨병성 자율신경병증
(성기능 장애, 기립성 저혈압)

콩팥
당뇨병성 신증
(거품뇨와 부종)

사지
말초혈관질환
(하지통증 및 저림)

사지
당뇨병성 말초신경병증
(저림, 감각저하, 통증)

발
당뇨병성 족부병변
(발 궤양, 괴사)

당뇨병 신경병증은 무엇일까요?

손끝이나 발끝, 발바닥의 통증이나 저림, 마비 등이 발생한다. 이외에도 어지러움이나 발한 장애, 설사, 변비, 배뇨 장애, 발기 장애 등의 증상이 나타나는 것이 특징이다. 감각이 둔해지기 때문에 다리의 상처를 모르고 방치하면 괴저가 되어 다리를 절단할 가능성도 적지 않다. 그렇기 때문에 다리에 이상이 없는지 매일 관찰한다.

당뇨병 망막병증은 무엇일까요?

망막 내 혈관에 장애가 발생하여 시력이 저하된다. 진행되면 실명되는 질환이다. 망막 병증이 중증화 될 때까지 시력 저하 등의 자각 증상이 나오지 않는 것으로 알려져 있다. 따라서 **당뇨병에 걸리면 1년에 한 번은 안과에서 망막 병증 검사**를 받도록 한다. 망막병증을 조기 발견하고 적절한 치료를 받으면 실명하는 것을 방지할 수 있다.

당뇨병 신증은 무엇일까요?

신장은 혈액을 여과하여 노폐물을 소변으로 몸에서 배설하는 기능이 있는 장기이다. 당뇨병 신증이 되고, 신기능이 저하되면 부종이나 피로, 빈혈 등의 증상이 나타난다. 점점 신장 기능이 저하되어 몸에서 노폐물을 배설할 수 없게 되면 인공 투석이 필요하다. **인공 투석 환자의 원인 1위가 당뇨병 신증**이다.

당뇨병으로 생기는 동맥경화는 무엇일까요?

동맥경화는 동맥의 혈관이 단단해지는 것이다. 당뇨병으로 인해 고혈당이 계속되면 혈액이 질퍽거리고 혈관이 손상되어 막히기 쉬워진다. 혈관이 손상되고 염증이 생기면 콜레스테롤이 쌓이면서 혈관에 덩어리가 생긴다. 덩어리에 의해 혈관 벽이 두꺼워지거나 딱딱해지거나 해서 동맥 경화가 일어나는 것이다. 혈관에 생긴 덩어리에 의해 혈관이 막히면 심근 경색이나 협심증, 뇌경색 등이 발병한다. 특히 **제2형 당뇨병에서 고혈압이나 비만 등 동맥경화의 원인**이 되는 인자를 여러 개 가지고 있는 경우가 많다.

당뇨병으로 성기능장애(발기부전)이 될까요?

건강한 남성의 경우 성적인 자극을 받으면 음경 해면체로 혈액이 몰리면서 발기상태가 유지된다. 그러나 자율신경계 이상인 경우 발기 부전이 초래될 수 있다. 성생활에 대한 문진, 혈중 남성호르몬 수치 검사, 발기유발제 복용후 초음파 검사, 음경해면체 내압측정 등의 검사를 통해 진단할 수 있다.

소화기질환의 당뇨 합병증은 무엇일까요?

소화기관을 담당하는 자율신경계에 이상이 발생하면 식도역류질환, 위무력증, 당뇨병성설사, 변비, 변실금 등의 문제가 발생할 수 있다.

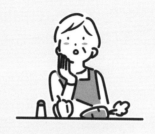

임산부 당뇨는 무엇일까요?

임산부의 당뇨는 무엇일까요?

당뇨병이 있는 여성이 임신을 했다면 과연 무사하게 출산할 수 있는지 걱정이 드는 것이 사실이다. 물론 위험성이 있는 것은 사실이지만, 철저하게 혈당 조절을 한다면 건강한 아기를 출산할 수 있다.

임신 중에 혈당이 높은 경우, 간혹 선천성 기형이나 유산 등으로 이어지기도 한다. 이와 같은 위험성 때문에 가임기의 당뇨병 여성에게 이상적인 혈당 조절이 이루어 질 때까지 피임하고, 적절한 혈당 조절이 될 때 계획 임신을 권하기도 한다. 임신 전이나 임신 초기의 당뇨관리 목적은 철저한 혈당 조절을 통한 선천성 기형과 유산을 예방하는 것이다.

임신 중 당뇨병 관리는 어떻게 해야 할까요?

임신부의 지속적인 고혈당은 거대아, 임신중독증 등을 유발하거나 심지어 기형아 출산이나 유산으로도 이어질 수 있으므로 임신 중 혈당관리는 특히 강조된다. 임신 중기 이후 혈당 조절 목표는 모세혈관 혈당을 기준으로 공복 60~90mg/dL,식후 2시간은 120~160;mg/dL이하이다.

임신 중에는 매일 자가혈당 측정을 해야 하는데, 혈당 측정은 매일 공복과 3회의 식후 2시간 혈당을 측정하도록 한다. 임신 후반기에는 인슐린의 요구량이 2~3배 증가하므로 1~2주 간격으로 인슐린 주사 용량을 조절하는 것이 바람직하다. 또한 임신 중에는 케톤체 생성이 증가되는 경향이 있음으로 주의가 필요하다. 임신부의 케톤체는 200mg/dL의 비교적 낮은 혈당 수준에서도 발생할 수 있다. 특히 제1형 당뇨병을 가진 임신부에게서 발생하는 케톤산증은 태아 사망률과 직접적인 상관관계가 있다는 연구 결과도 있다. 여기에 당뇨병 외에 다른 합병증이나 질환을 가지고 있다면 케톤체의 발생이 더 쉬워질 수 있으므로 각별한 주의와 관찰이 요구된다.

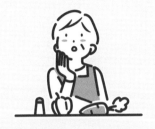

30대의 당뇨는 무엇일까요?

30대의 당뇨는 무엇일까요?

젊은 층을 중심으로 탕후루와 마라탕 등 자극적인 음식이 인기를 끌며 20~30대 당뇨와 고혈압 환자의 비율도 증가한 것으로 나타났다. 건강보험심사평가원 통계에 따르면 20~30대 당뇨 환자는 2018년 13만9천682명에서 2022년 17만4천485명으로 24.9% 증가했고, 고혈압 환자는 21만3천136명에서 25만8832명으로 21.4% 늘어났다.

맵거나 달거나 짠 음식이 젊은 세대의 고혈압, 당뇨병 유발의 주원인 중 하나로 꼽히고 있다. 탕후루와 마라탕은 지난해 한 배달 앱의 인기 메뉴 1위와 2위에 각각 올랐다.

자극적인 음식은 비만을 부르고, 비만은 혈압을 높이는 신경전달물질의 분비를 촉진해 혈압을 높여 고혈압으로 이어질 수 있다. 20~30대 젊은 고혈압 환자는 질환을 인지하지 못하는 경우가 많아 제때 치료를 받지 못하고 방치할 때가 많다.

맵고 짜고 단 음식은 혈당을 올려 당뇨병 발병의 주원인이 되기도 한다. 특히 마라탕 1인분을 먹게 되면 나트륨을 약 2천~3천mg 섭취하게 되는데, 이는 세계보건기구(WHO)의 하루 전체 섭취 권장량과 비슷하거나 더 높다. 문제는 혈당이 많이 높지 않으면 대부분 특별한 증상이 발생하지 않아 초기에 당뇨병을 진단하기 어려운 경우가 많다는 점이다.

특히 젊은 당뇨병 환자는 질환을 앓고 살아야 하는 기간이 고령층보다 길어 당뇨병성 족부 질환, 백내장, 신장병, 협심증, 뇌혈관 질환 등 합병

중의 위험이 훨씬 높다.

　최근 한 연구결과에서 30대 당뇨환자들이 60대 환자들에 비해 심혈관질환에 노출될 가능성이 더욱 높다고 밝혀졌다. 물론 젊을수록 건강하지만, 젊을수록 병의 진행속도도 빠르기 때문이다. 그렇기 때문에 비교적 젊은 연령대에 당뇨가 발견되면 그 어느 때보다도 관리에 힘을 써야 한다는 것을 잊지 말아야 한다.

　관련된 실험을 통해 진단 연령이 10살씩 어려질 때마다 관상동맥질환의 위험수치가 무려 14%씩 상승한다는 것을 발견하였다. 이러한 이유로 인해 30대에 대사질환을 앓는 사람들은 60대에 대사질환 환자에 비해 위험비가 거의 2배 가까이 올라간다고 한다.

30대 당뇨 환자는 기대 수명이 14년 짧아진다.

　당뇨병이 이른 나이에 발병하면 모든 원인에 의한 사망 위험이 높아진다는 연구 결과가 나왔다. 영국 케임브리지대 스티븐 캡토지 통계역학 교수팀은 19개국 동일집단 연구 종합자료와 영국 바이오뱅크 자료를 활용해 성인 2,310만 명을 분석했다. 그 결과, 당뇨병 진단 **연령이 10년 빠를수록 기대 수명은 3~4년씩 줄어드는** 것으로 나타났다.

　30세에 당뇨병 진단을 받은 사람은 당뇨병이 없는 같은 연령의 사람보다 14년 일찍 사망했다. 40세에 당뇨병 진단을 받은 사람은 같은 연령의 건강한 사람보다 10년 일찍, 50세에 당뇨병 진단을 받은 사람은 건강한 사람보다 6년 일찍 사망했다.

당뇨라고 하면 보통 나이가 들었을 때 중년층부터 나타나는 증상이라 생각하기 때문에 젊은 층은 보통 난 아직 괜찮다고 생각하지만 요즘은 20~30대에도 당뇨 증상이 무척 많이 나타나고 있다. 자극적인 음식이 많고 식습관으로 인해 점점 늘어나고 있는 추세이다.

🧑 30대 당뇨 초기 어떤 증상들은 어떤 것이 있을까요?

과한 수분섭취이다. 당이 소변으로 배출이 될 때 수분손실이 무척 크다고 한다. 다량의 물을 함께 끌고 나가기 때문에 과한 수분섭취 증상이 나타난다고 해요. 체내에서는 수분이 부족해 갈증을 느끼고 이보다 심할 경우에는 탈수를 유발해 목이 마르게 된다.

피곤, 식후졸음이다. 식사를 한 후 졸음이 쏟아지는 경우도 당뇨의 전조 증상 중 하나이다. 식곤증과 헷갈릴 수 있지만 탄수화물 섭취에 따라서 혈당이 급격하게 오르는 혈당 스파이크로 가시지 않는 피로와 식후 졸음 때문에 일상생활이 어렵다면 꼭 의심해봐야 한다.

다음과 다뇨이다. 갈증을 자주 느껴 물을 자주 마시게 된다. 더불어 소변의 양이 많아지게 되어 화장실을 가는 횟수도 늘어나는데 소변 배출이 잦아지면 수분도 같이 빠지게 되어 갈증이 나는 원인이 되기도 한다.

다식이다. 배가 자주 고프고 많이 먹게 된다. 음식물이 들어갔을 때 소화되는 과정에서 포도당으로 바뀌게 되는데 이 포도당이 체내에 흡수되지 못하고 계속 배출되니 허기짐이 계속 되기도 한다.

체중 감소가 나타난다. 몸에 필요한 포도당까지 배출되어 남아있는 에너지로만 버티기 위해 체중이 계속해서 감소하는데 따라서 위에 증상들, 특히 다식이 나타남에도 불구하고 체중이 감소한다면 당뇨일 확률이 높다.

배뇨 증가가 증가 한다. 혈액 속 당수치가 높아지면 신장에서는 이를 정상으로 돌리기 위해 혈액 밖으로 당분을 걸러낸다고 해요 이로 인해 소변 횟수가 늘어나고 정상인 보다 더 화장실을 자주 가게 되며 이 또한 당뇨의 초기증상으로 볼 수 있다.

당뇨병에 자주 등장하는 용어

제1형 당뇨병
주로 소아청소년기에 발생해 30~40세 전에 진단되는 경우가 많아 '소아 당뇨병'이라고도 한다. 인슐린을 분비하는 췌장의 베타세포가 파괴되어 인슐린이 생산되지 않는 것이 원인이 되어 발생한다. 몸 속에서 인슐린을 분비하지 못하므로 외부에서 인슐린을 투여하는 인슐린 치료가 필요하며, 이 때문에 인슐린 의존성 당뇨병이라고도 한다. 소아에서만 발생하는 것은 아니며 성인에서도 제1형 당뇨병이 발생하는 것으로 알려져 있다.

제2형 당뇨병
인슐린 분비가 줄어들고 인슐린에 반응하는 세포들이 인슐린에 대해 잘 반응하지 않아(인슐린 저항성) 생기는 질환이다. 식생활의 서구화에 따른 고열량, 고지방의 식단, 운동 부족, 스트레스 등 환경적인 요인, 특정 유전자의 결함, 췌장 수술, 감염, 약제 등에 의해서도 생길 수 있다. 몸 속에서 인슐린은 분비되지만 인슐린의 작용이 원활하게 이루어지지 않아 생기는 당뇨병으로 인슐린 저항성을 낮추고 혈당을 내리는데 초점을 맞춰 치료한다. 인슐린 비의존성 당뇨병이라고도 한다.

고혈당
혈당, 즉 혈액 속의 포도당의 수치가 정상범위보다 높은 상태. 식사나 운동 후 자연적으로 혈당이 높아질 수 있으나, 허용 범위 이상으로 혈당이 높아지면 당뇨병 혹은 당뇨병 진행 가능성을 의심해야 한다. 공복혈당이 126mg/dL 이상이거나 식사 여부와 관계없이 200mg/dL 이상이면 당뇨병에 준한 검사 혹은 치료가 필요하다. 한편, 공복혈당이 100mg/dL 이상이면 정상보다 혈당이 높은 고혈당 상태이며 당뇨병 혹은 당뇨병 전단계에 대한 정밀한 검사를 받아보는 것이 좋다.

경구당부하검사
당뇨병의 정확한 진단을 위해 시행하는 검사 중 하나로, 당뇨병이 의심되는 사람에서 당대사가 정상적인지 여부를 알아보는 검사. 검사 결과에 따라 정상, 당뇨병 전단계 및 당뇨병으로 나눌 수 있다. 대개 공복혈당을 우선 채혈한 후 검사 목적에 따라 포도당 75g 혹은 100g을 약 300cc의 물에 섞어서(혹은 최근에는 포도당 용액으로 간편하게 복용함) 마신 후 30분 간격으로 2시간까지 혹은 1시간 간격으로 3시간 혈당까지 측정하게 된다. 검사 시간이 2~3시간이 소요되므로 다소 번거롭지만 한번에 공복 및 식후혈당을 확인할 수 있기 때문에 당뇨병(혹은 임신성 당뇨병)의 확실한 진단을 위해 자주 사용된다. 포도당 복용 후 2~3시간 검사하는 동안에는 신체활동을 최소화해야 한다.

경구혈당강하제
먹어서 혈당을 낮추는 역할을 하는 약품. 당뇨병 환자들이 식이요법과 운동요법을 시행한 뒤에도 혈당 수치가 떨어지지 않는 경우에 주된 치료약제로 사용한다. 주로 인슐린의 작용이 부족한 제2형 당뇨병 환자들에게 처방된다. 많이 사용되는 종류로는 성분에 따라 ▲비구아나이드계(Biguanides) ▲설폰요소제(Sulfonylureas) ▲메글리티나이드계(Meglitinides) ▲치아졸리딘디온계(Thiazolidinediones) ▲ 알파글루코시다아제 억제제(α-glucosidase inhibitors) ▲DPP-4 억제제(DPP-4 inhibitors) ▲복합제제로 나눌 수 있다.

Chapter **02**

당뇨병에 대한
걱정은 무엇일까요?

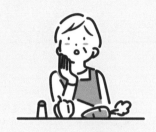

당뇨병 **관리**는
어떻게 해야 하나요?

당뇨병관리는 어떻게 해야 하나요?

 당뇨병 관리의 가장 큰 목적은 당뇨병성 합병증을 예방하는 것이다. 당뇨병성 합병증을 예방하기 위해서는 무엇보다도 혈당을 정상화 시키는 것이 중요하지만, 혈압과 콜레스테롤이 높다면 합병증은 더욱 가속화 될 수 있다. 또한 체중이 증가하면 인슐린이 더욱 일을 못하게 되어 당뇨병은 점점 악화 될 것이다. 그러므로 당뇨병관리는 **혈당 뿐 아니라 혈압, 체중, 콜레스테롤 까지 동시에 관리**하는 것이다.

 ## 혈당조절의 목표를 정해 놓고 관리해야 한다.

혈당조절의 목표는 나이, 당뇨병의 종류, 당뇨병 유병기간, 생활습관, 건강상태, 혈당조절에 대한 자신의 목표에 따라 다를 수 있다.

혈압조절를 해야 한다.

당뇨인의 혈압조절 목표는 140/80mmHg 미만이다. 그러나 나이가 젊고 신장 합병증이 동반된 경우에는 수축기 혈압을 130mmHg미만으로 조절하는 것이 바람직하다.

콜레스테롤 (지질) 조절해야 한다.

 지질에는 혈액 내 콜레스테롤을 제거하여 심혈관계 질환예방에 도움을 주는 좋은콜레스테롤(HDL)과, 심혈관 질환의 위험을 증가시키는 나쁜콜레스테롤(LDL), 그리고 중성지방이있다. 당뇨인은 좋은 콜레스테롤이 저하되며, 중성지방과 나쁜 콜레스테롤이 상승하는 경향이 있다. 당뇨인은 적어도 일 년에 한번 이상 콜레스테롤 검사를 받고, 목표범위에 도달할 수 있도록 관리하는 것이 필요하다.

 ## 표준체중 유지해야 한다.

비만한 당뇨인이 체중감량을 통해 표준체중을 유지하면 혈당 뿐 아니라 혈압과 콜레스테롤도 함께 낮아질 수 있다. 표준 체중을 유지하는 것이 좋다.

당뇨병에 걸렸을 때 왜 운동을 해야 하나요?

당뇨에 걸리면 꼭 해야 하는 세 가지가 있다. **약물요법과 식이요법, 운동요법**이다. 운동은 콜레스테롤을 낮추어 주고, 혈압을 개선시켜주며, 스트레스를 해소해 준다. 당뇨인의 경우 혈당관리에 도움을 준다. 당뇨교육자와 운동처방사의 상담을 통해 나에게 알맞은 운동 계획을 세워본다. 내가 즐길 수 있는 운동을 선택하고 실현 가능한 목표를 세워 실천해본다.

만약 별도의 운동시간을 가질 수 없다면, 업무 중에 최대한 많이 움직이거나 의자에 앉아서 운동을 하는 등 일상생활 중에 활동량을 늘릴 수 있는 최상의 방법을 생각해 본다.

세 가지 운동은 필수로 꼭 해야 한다.

유산소 운동은 신체의 산소 소비량을 증가시키는 운동으로 속보, 수영, 자전거타기 등과 같이 전신을 움직이는 운동을 말한다. 하루에 30분 이상, 주 5회 한다.

근력운동은 근력과 근지구력은 무리함과 피곤함 없이 밀고, 당기고, 들고, 옮기는 등 일상생활에 필요한 풍요한 체력요소이다. 근력운동은 나이가 들어감에 따라 점차 약해지는 근력을 유지시켜 주는 역할을 한다. 또한 근력이 향상되면 인슐린 감수성이 증진되어 혈당조절에도 효과적으로 작용한다. 근육의 양과 힘을 키워주어 혈당이 근육에서 에너지로 소비가 잘될 수 있도록 도와준다. 아령(0.5~3kg) 또는 밴드 운동을 주 3회 한다.

스트레칭은 근육을 늘림으로 해서 근육의 긴장을 완화시키고 동작의 범위를 넓혀주는 것이다. 운동전에 실시하는 스트레칭은 운동시 상해를 예방해주고 운동후의 스트레칭은 피로회복에 도움을 준다. 스트레칭은 안정되게 천천히 이루어져야 한다. 스트레칭은 통증을 느끼지 않는 범위에서 실시한다. 알맞게 스트레칭된 자세로 10~15초간 머물러야 한다. 동작은 균형을 이루도록 좌, 우 그리고 상, 하 고르게 해주어야 한다.

 ## 당뇨병 운동에 대한 잘못된 상식은 무엇일까요?

무조건 센 강도의 운동이 좋다? 이것은 잘못된 말이다. 운동을 할 때는 옆 사람과 대화를 할 수 있을 정도의 강도가 알맞다. 만약 옆 사람과 대화도 하지 못할 정도의 센 강도로 운동을 한다면 신체에 부담을 주어 오히려 역효과를 초래할 수 있다.

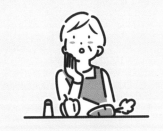

저혈당은 무엇일까요?

저혈당은 무엇일까요?

저혈당이라고 하는 것은 **혈액 속의 포도당이 너무 적어지는 상태**를 말한다. 혈당이 낮은 상태를 말하는 것이다. 인슐린 치료나 당뇨병 내복약을 사용하고 있는 사람중에 저혈당을 일으킬 가능성이 있다.

 ## 저혈당의 증상은 어떻게 나타날까요?

혈당이 내려오면 몸은 어떻게든 혈당을 올리려고 해서 혈당을 올리는 호르몬이 분비된다. 혈당을 올리는 호르몬에는 카테콜라민, 글루카곤, 부신피질호르몬, 성장호르몬 등이 있다.

카테콜라민이 분비됨에 따라 **가슴이 두근거리고 식은땀이 나고 떨리고 불안감 등의 증상**이 나타난다. 이들은 경고 증상이며, 이때 적절하게 대처하는 것이 중요한다. 이대로 방치했다가 더 혈당이 떨어지면 뇌는 에너지가 부족해지고 눈의 침침함, 하품, 졸음 등의 증상이 나타난다.

더욱이 혈당치가 떨어지면 의식을 잃거나 경련을 일으키거나 한다.

저혈당 증상이 나타나는 혈당치는 어떻게 되나요??

 대략적으로 혈당이 60-70mg/dl 이하가 되면 저혈당 증상이 나타난다. 하지만 저혈당 증상이 나타나는 혈당 수치는 개인차가 있다. 평소에 혈당이 높은 사람도 혈당이 100mg/dl이라도 저혈당 증상이 나타날 수 있다. 반대로 평소에 혈당이 낮은 사람도 혈당이 60mg/dl이라도 저혈당 증상이 안 나올 수가 있다. 저혈당을 반복하다 보면 **가슴이 두근거린다, 식은땀이 난다, 떨린다, 불안감 등의 경고 증상**이 나타난다.

저혈당에 걸리기 쉬운 때는 어느 때 일까요?

 다음과 같은 때에 저혈당이 일어나는 경우가 많다.

- 식사량이 적을 때
- 식사가 늦었을 때
- 운동량이 평소보다 많을 때
- 먹는 약이나 인슐린의 양이 많을 때

어떤 때 저혈당이 일어나는지 주치의와 함께 원인을 찾아 가급적 저혈당이 일어나지 않도록 한다. 미리 저혈당이 일어날 것 같은 것을 알고 있을 때는 보식을 하거나 인슐린 양을 줄여 대처한다.

저혈당 증상이 나타났을 때

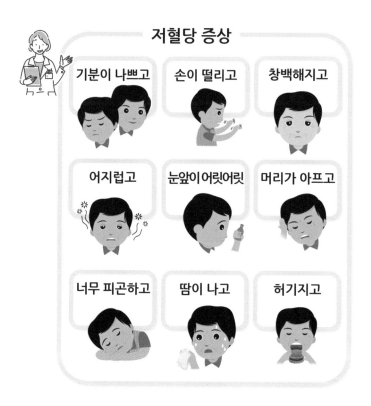

저혈당 증상

기분이 나쁘고

손이 떨리고

창백해지고

어지럽고

눈앞이 어릿어릿

머리가 아프고

너무 피곤하고

땀이 나고

허기지고

저혈당 증상이 나타났을 때 대처방법

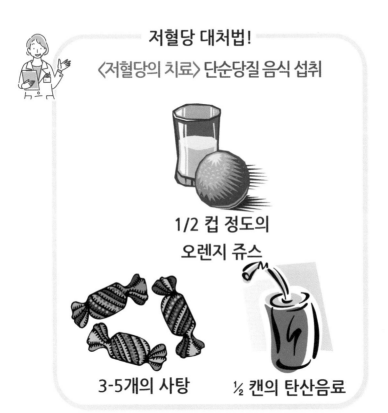

저혈당 대처법!

〈저혈당의 치료〉 단순당질 음식 섭취

1/2 컵 정도의
오렌지 쥬스

3-5개의 사탕

½ 캔의 탄산음료

저혈당 대처법은 무엇일까요?

 저혈당 증상이 나타나면 즉시 대처를 해야 한다. 혈당치를 바로 측정할 수 있는 상황이라면 혈당치를 측정하여 정말 혈당이 낮은지 아닌지를 확인해야 한다. 바로 측정할 수 없을 때는 혈당치를 올리도록 즉시 대처한다.

포도당이나 설탕 10~20g 정도를 섭취한다. 대략 5~10분 정도면 저혈당 증상이 치료가 된다. 15분이 지나도 증상이 지속되면 다시 포도당, 설탕을 섭취한다. α글루코시다아제억제제(보글리보스, 베이슨, 글루코바이, 아칼보스, 세이블, 미글리톨 등)를 먹고 있는 분은 반드시 포도당을 먹도록 한다. 포도당 이외의 경우에는 혈당이 회복되는 것이 늦어지게 되는 것이다.

스스로 대처하는 것이 어려울 때는 어떻게 할까요?

의식이 뚜렷하지 않아 포도당, 설탕을 마실 수 없는 경우는 주변 사람에게 포도당, 설탕을 입술과 잇몸 사이에 바르도록 하고, 즉시 의료기관에서 진료를 받도록 한다. 다른 방법으로는 글루카곤을 주사하는 방법이 있다. 글루카곤은 가족이 주사할 수 있지만 의사의 처방, 지도가 필요하다. 비록 의식을 잃더라도 빨리 대처하면 의식은 완전히 회복된다. 의식이 저하될 정도의 저혈당을 일으킨 경우에는 의식이 회복되더라도 의료기관의 지시를 받는 것이 좋다.

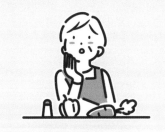

고혈당은 무엇일까요?

고혈당의 증상은 어떻게 나타날까요?

 보통 혈당이 180mg/dL 이상 계속 높아지면, 당이 소변으로 빠지기 시작하면서 **피로감, 잦은소변, 극심한공복감, 피부 및 구강의 건조, 시야가 흐려짐 등의 고혈당 증상**이 나타나기 시작한다.

고혈당의 원인은 무엇일까요?

- 평소보다 식사량이 많거나, 탄수화물이 많은 간식을 자주 먹은 경우
  - 평소보다 활동량이 적은경우
- 처방된 약을 정확한 시간에 복용하지 않은 경우
- 인슐린 보관이 잘못 되었거나 유효기간이 지난경우
- 심한 스트레스를 받은 경우
- 질병, 상처, 염증이 있는 경우 등 이다.

고혈당의 대처방법은 무엇일까요?

- 매4시간 간격으로 혈당측정을 한다.
  - 매시간 적어도 반 컵의 물을 마시도록 한다.
  - 식사는 거르지 말고 제때에 먹도록 한다.
  - 공복혈당이 250mg/dL 이상이면 운동을 피하도록 한다.
- 소변으로 케톤검사를 한다.

 ### 고혈당이 왔을 때 병원에 연락해야 하는 상황은?

- 구토가 심할 때
  - 소변에서 케톤이 검출될 때
  - 공복혈당이 하루 이상 240mg/dL 보다 높을 때
  - 37.5 C 이상 체온이 높을 때

 ### 당뇨병일 때 스트레스관리법은 무엇일까요?

당뇨는 우리의 신체는 물론 감정에도 영향을 미칠 수 있다. 당뇨 관리가 잘되거나 잘 안될 때 이에 따라 기분이 바뀌는 것은 자연스러운 현상이다. 그러나 안 좋은 기분을 계속 유지하게 되면

우리 신체에 나쁜 영향을 미칠 수 있으므로 스스로 감정을 조절할 수 있는 대처방안을 마련하여야 한다.

대부분의 사람들은 스트레스를 받았을 때 대처하는 해결방법을 가지고 있다. 그러나 그러한 대처방법이 모두 다 이로운 것은 아니다. 예를 들어 흡연, 과식, 사람을 만나지 않고 혼자 있기 등과 같은 방법은 좋은 방법이 아니다. 반면 운동, 명상, 동호회 활동 등은 우리 몸과 정신건강에 바람직한 건강한 대처방법이다.

스트레스를 받거나 우울할 때 건강하고 효과적인 대처를 위해서는 감정을 나누고 도움을 받을 수 있는 지원 체계를 만들어 놓아야 한다. 가족, 사랑하는 사람, 친구들의 도움을 받으세요. 당뇨교육 때 만난 사람들과 꾸준한 관계를 유지하면서 당뇨관리 경험이나 감정을 나누는 것도 방법이다. 그러나 이러한 대처방법으로도 스트레스가 지속 되면 우울증으로 발전 할 수 있다. 실제로 당뇨인이 일반인에 비해 우울증이 2~3배 발생 가능성이 높고 당뇨인에게서 우울증이 동반되면 혈당관리가 더더욱 어려워질 수 있다. 만약, 우울증의 증상이 의심된다면 반드시 적극적인 관리가 필요하다.

다음 증상이 2주 이상 계속 된다면 우울증을 의심할 수도 있다.

- 어떠한 일에도 흥미가 없고 즐거움을 찾을 수가 없다.
- 가족과 친구에게 당뇨병에 대해 의논하는 것이 꺼려진다.
- 하루에 대부분을 잠을 자며 보낸다.
- 스스로 건강관리를 하는 것에 대한 이점이 보이지 않는다.

- 당뇨병이 나를 속박하고 있다고 생각된다.
- 나는 스스로 건강관리를 할 수 없다고 생각된다.

당뇨병일 때 술을 마셔도 될까요?

당뇨병일 때 알코올이 몸에 미치는 영향은 위장장애와 저영양 상태를 초래하고 비만이 되어 말초신경장애가 올 수가 있고 고지혈증, 간질환, 췌장질환 악화로 이어질 수가 있으며 혈당상승과 저혈당을 초래하며 중추신경 약화로 생활리듬이 깨져서 당뇨병 관리에 악영향을 주기도 한다.

그래도 꼭 마셔야할 상황이라면 1회 음주시 적정주량은 얼마큼인가요?

1회 음주시 1~2잔 정도를 권장한다.

- 1잔이란? 소주 45cc(소주잔1잔), 맥주 350cc(작은 캔1개), 와인 145cc(작은 와인 잔 반잔)

당뇨인의 경우, 특히 1형 당뇨병이라면, 음주 중에 갑자기 혈당이 떨어질 수 있다. 그러나 아무런 전조 증상이 없을 수 있으며, 급격한 저혈당으로 인해 증상(어지러움, 식은땀, 심하면 경련및 의식소실)이 발생할 수 있고 이는 매우 위험한 상황을 초래할 수 있다.

꼭 마셔야 된다면 반드시 평소대로 식사를 하고 술을 마시도록 하며 안주는 칼로리가 낮은 것(야채스틱이나 마른김)을 선택한다.

- 주 1~2회, 한번에 1~2잔만 마시도록 한다.

- 천천히 마시고, 절대 혼자 마시지 않는다.
- 주변의 지인에게 본인이 당뇨병임을 알린다.

당뇨병인데, 담배를 피워도 될까요?

당뇨병 사망의 주된 원인은 혈관 합병증이다. 특히 뇌졸중, 심장 관상동맥질환, 하지혈관협착과 같은 대혈관 합병증은 생명에 지장을 줄 수 있어 매우 주의해야 한다. 동맥경화증의 중요 위험인자로는 당뇨병, 고혈압, 고지혈증, 흡연 등이 있다. 당뇨만으로도 동맥경화증 발생위험률이 3~4배 증가되지만 여기에 흡연까지 하는 것은 동맥경화증의 발생위험률을 급격히 악화시켜 불단 곳에 휘발유를 끼얹는 것과 같다. 그러므로 당뇨인은 반드시 금연을 하여야 한다.

Chapter 03

혈당상승지수(GI)만 알아도
당뇨병 **절반의 성공**이다.

GI(Glycemic Index) : **식후 혈당의 상승도**

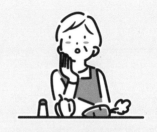

혈당상승지수(GI)란

무엇일까요?

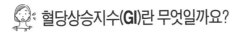 혈당상승지수(GI)란 무엇일까요?

음식을 섭취한 후 혈당이 상승하는 속도를 나타내는 수치다. 기준은 포도당 100g을 섭취했을 때 혈당 상승 속도를 100으로 두고, 각 음식 100g를 섭취했을 때 혈당이 상승하는 속도를 0~100의 값으로 산출한다. **혈당상승지수(GI)가 높은 음식은 혈당이 빠르게 상승해 인슐린의 과잉 분비를 일으킨다.** 인슐린이 과잉 분비되면 혈당이 저하되면서 체지방 축적이 일어나 비만이 촉진된다.

캐나다 토론토 대학의 Dr. David Jenkins의 혈당상승지수(GI)를 최초 연구발표 이후 호주의 시드니 대학에서 개별 음식의 혈당상승지수(GI)에 대한 연구가 많이 진행되었다. **순수 포도당(glucose)이 혈관으로 흡수되는 속도를 100이라 할 때 특정 음식이 소화를 거쳐 혈관 속의 포도당(glucose)으로 전환되는 속도를 비교하여 수치로 표현한 것이 혈당상승지수(GI)이다.** 조리방법, 숙성 정도, 다른 성분과의 복합, 개인의 대사 차이 등에 따라 변화가 많은 한계가 있지만 대체로 음식을 선택하는 기초적인 정보로서 가치가 있다. **55이하를 낮게, 56~69 정도를 중간, 70 이상을 높은 수치**로 잡는다. 탄수화물이 분해되어 포도당으로 전환되는 속도이므로 어육류 등의 단백질과 지방에서는 측정이 불가하여 0이다. 단백질과 지방이 소화 속도를 늦추는 역할을 하므로 탄수화물의 전환을 다소 늦추어 혈당상승지수(GI)를 낮추는 역할을 간접적으로 하기는 한다.

같은 양의 당질을 가지더라도 혈당상승지수(GI)가 낮은 식품이 당질의 흡수 속도가 낮아 상대적으로 식후 혈당의 변화가 적다고 볼 수 있다. 동량의 밥을 먹더라도 혈당상승지수(GI)가 높은 흰쌀밥보다는 현미밥을 먹는 것이 혈당 조절에 좋다. (식품표 참조)

다만 혈당상승지수(GI)가 낮더라도 지방 함량이 많거나 건강에 좋지 않은 식품들도 있어서 자신의 건강 상태에 맞는 균형적인 식사를 하는 것이 중요하다. **혈당상승지수(GI)를 낮추기 위해서는 흰밥보다는 잡곡밥을, 흰빵보다는 통밀빵을 먹는 것이 좋다.** 채소류, 해조류, 우엉 등 식이섬유소 함량이 높은 식품을 선택하고, 주스보다는 생과일과 생채소 형태로 먹도록 한다. 또 당도가 높은 과일은 피하고, 조리할 때 레몬즙과 식초를 이용하면 좋다. 식사할 때는 천천히 꼭꼭 씹어 먹되 골고루 섭취하도록 한다. 평소의 식사에 **낮은혈당상승지수(GI) 식품으로 하면 당질의 흡수, 혈당치의 상승은 완만**해진다.

 혈당상승지수(GI) 낮은 식품과 높은 식품에 대해 아는 것이 중요할까요?

오스트레일리아의 시드니 대학에서는 혈당상승지수(GI)값**이 70 이상인 식품을 높은 혈당상승지수(GI) 식품 56~69 사이의 식품을 중간 혈당상승지수(GI) 식품 55 이하의 식품을 낮은 혈당상승지수(GI) 식품**으로 정의하고 있다.(글루코오스를 100으로 하고 있는 경우)

혈당상승지수(GI)가 높은 식품은 단번에 혈당을 상승시키기 때문에 혈액 속의 당을 처리하기 위해 다량의 인슐린이 분비되거나 분비가 따라가지 않게 되는 일이 일어난다. 반대로 혈당상승지수(GI)가 낮은 식품에서는 당이 부드럽게 흡수되어 혈당치의 상승도 완만해지기 때문에 인슐린도 너무 분비하지 않고 당은 신속하게 조직에 흡수된다. 이처럼 부드럽게 당을 섭취하는 **낮은 혈당상승지수(GI) 식품을 아는 것은 건강한 생활을 위해 매우 중요**하다. 탄수화물은 100%라 혈당의 상승시키고 단백질은 50%, 지방은 10% 정도 상승을 시킨다는 것을 꼭 알아야 한다.

혈당상승지수(GI)에 대해 배워볼까요?

밥이나 빵으로 대표되는 탄수화물이 많은 음식이 입으로 들어가면 식도를 지나 위나 십이지장으로 소화되어 소장에서 흡수된다. 흡수된 당분은 포도당 등으로 혈관 내에 흡수되어 아래와 같은 흐름으로 체내에 흡수된다. 음식물속의 당분이 포도당으로 혈액속에 집어넣어 포도당이 늘어나면 췌장에서 인슐린이 분비된다. 포도당은 간과 근육, 지방 조직 등의 세포에 흡수되기 때문에 식사 전의 값까지 혈당치가 내려간다. 이것이 건강한 사람의 혈당에 관한 구조다. 혈액 속에 당이 들어가면 인슐린에 의해 혈당은 많은 조직에 흡수된다. 많은 당을 섭취한 경우 인슐린이 평소보다 많이 분비된다. 인슐린은 지방 합성을 높이고 지방 분해를 억제하는 작용을 가지고 있다. 따라서 조직에서 지방이 축적되기 쉬워진다.

 인슐린 분비가 적고 분비 타이밍이 늦으며 인슐린의 작용이 저하되는 등의 이유로 혈당을 잘 처리할 수 없게 되면 혈당 수치가 높게 된다. 식후 몇 시간이 지나도 혈당이 내려가지 않는 상태가 만성적으로 계속되는 것이 당뇨병이라는 것이다. **혈당치가 식후 급격하게 올라가지 않는 식사가 당뇨병을 방지하기 위해서는 중요**한 것으로 알려져 있다.

혈당치의 정상은 어느 정도일까요?

 공복시 혈당치 99mg/dL 이하, 식후 2시간 혈당치 140mg/dL일 때가 정상 혈당치이다. 식사나 간식을 먹으면, 그 직후부터 혈당치가 올라간다. 그 후 건강한 사람이라면 인슐린이 충분히 생성되고 식후 2시간이나 지나면 먹기 전과 같은 값까지 돌아온다.

 치료를 하지 않는 당뇨병이 있는 사람은 혈당 수치가 떨어지지 않는다. 그러나 공복 시 혈당치는 정상인데 식후 2시간 내내 혈당치가 높은 상태인 사람도 있다. 이는 인슐린이 제대로 분비되지 않거나 잘 작용하지 않는다는 것으로 당뇨병의 위험이 높아질 수 있다. **인슐린의 작용이 정상적으로 작용하도록 하려면 과식에 주의**하고 비만이 되지 않도록 하는 것이 중요하다. 혈당이 급격히 올라가기 어려운 음식을 알고 잘 생활에 활용하는 것이 비만이나 당뇨병의 예방, 나아가 건강 유지로 이어지는 것이다.

혈당이 잘 올라가지 않는 음식이란?

열량이 높은 것이 혈당 수치가 상승하는 음식이라고는 할 수 없다. 혈당치가 오르기 쉬운 것은 칼로리가 높은 음식으로 생각하는 사람이 많은 것 같지만 반드시 옳지는 않다. 일반적으로 **혈당이 오르기 쉬운 것은 바로 에너지가 되기 쉬운 밥이나 빵, 과일, 설탕 등의 탄수화물**이 많은 식사로 알려져 있다. 이어서 단백질이 많은 육류와 어패류, 계란, 유제품 등, 그리고 기름이 많은 식품이 계속된다. 그러나 혈당에 영향을 준다고 해서 탄수화물을 먹지 않으면 영양 균형이 나빠지는 데다 식사의 만족감을 얻을 수 없기 때문에 오히려 단백질이나 지방 등을 너무 많이 섭취하게 되는 것으로 이어질 수 있다.

당뇨인이라면 꼭 알아야 하는 혈당상승지수(GI) 지수표

혈당상승지수(GI) 지수가 55 이하면 낮음
혈당상승지수(GI) 지수가 55~69 사이면 보통
혈당상승지수(GI) 지수가 70 이상이면 높음

혈당상승지수(GI) 지수표 곡류와 면, 빵류

품목	GI		품목	GI
현미죽	47		크로와상	70
통밀빵	50		마카로니	71
보리	50		라면	73
중화면	50		콘푸레이크	75
메밀국수	54		베이글	75
오트밀	55		팥밥	77
호밀빵	55		롤빵	83
밀가루	55		정백미	84
현미죽	56		우동	85
흰죽	57		떡	85
파스타	65		식빵	91
현미후레이크	65		바게트빵	93
현미+정백미	65			

포도당 100g을 기준

혈당상승지수(GI) 지수표 육류와 어패류

고등어	40		바지락	44
연어알	40		설게	44
말린멸치	40		굴	45
바다빙어	40		양고기	45
명란	40		닭고기	45
오징어	40		오리고기	45
낙지	40		소시지	46
붕장어	40		돼지고기	46
새우	40		햄	46
참치	40		생선경단	47
전갱이	40		살라미 소시지	48
모시조개	40		베이컨	49
가리비	42		참치통조림	50
대합	43		찐어묵	51
장어구이	43		구운어묵	55
전복	44			

포도당 100g을 기준

혈당상승지수(GI) 지수표 야채류

시금치	15		생강	27
콩나물	22		표고버섯	28
숙주	22		새송이버섯	28
오이	23		대파	28
양상추	23		팽이버섯	29
샐러리	24		토마토	30
곤약	24		연근	38
양송이	24		우엉	45
가지	25		마늘	49
쑥갓	25		고구마	55
브로콜리	25		은행	58
아스파라거스	25		밤	60
목이버섯	26		토란	64
팽나무버섯	26		호박	65
부추	26		참마	65
무	26		옥수수	75
피망	26		당근	80
양배추	26		감자	90

혈당상승지수(GI) 지수표 해조류와 건과류

김	15	콩	30
미역	16	청국장	33
녹조류	16	비지	35
다시마	17	두부	42
톳	19	유부	43
땅콩	20	완두콩	45
피스타치오	23	팥	45
아몬드	25	두부부침	46
캐슈넛	29	채에 거른 팥소	80

혈당상승지수(GI) 지수표 유제품

두유	23	가공치즈	31
우유	25	마가린	31
플레인요구르트	25	요구르트	33
저지방우유	26	생크림	39
달걀	30	아이스크림	65
버터	30	연유(가장)	82
탈지유	30	포도당 100g을 기준	

혈당상승지수(GI) 지수표 과일류

딸기	29	사과	36
살구	29	감	37
파파야	30	복숭아	41
자몽	31	멜론	41
오렌지	31	망고	49
배	32	포도	50
귤	33	바나나	55
레몬	34	건포도	57
자두	34	황도통조림	63
블루베리	34	파인애플	65
키위	35	딸기잼	82
배	36	포도당 100g을 기준	

혈당상승지수(GI) 지수표 조미류와 기타

식초	3	된장	33
소금	10	청국장	33
겨자	10	고추냉이	44
간장	11	카레	49
마요네즈	15	후추	73

혈당상승지수(GI) 지수표 과자와 음료, 당류

홍차	10	메이플시럽	73
녹차	10	핫케이크	80
커피 프림	24	쇼트케이크	82
과당	30	감자튀김	85
카페오레	39	캐러멜	86
천연과즙주스	42	도넛	86
젤리	46	벌꿀	88
코코아	47	찹쌀떡	88
푸딩	52	초콜릿	90
포테이토칩	60	맥아당	105
카스테라	69	백설탕	109
크래커	70	포도당 100g을 기준	

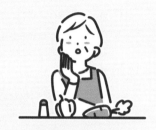

당부하지수(GL)란
무엇일까요?

당부하지수(GL, Glycemic Load)

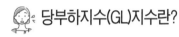 당부하지수(GL)지수란?

당부하지수(GL)은 식품당 GI지수와 1회 섭취량을 곱하여 100으로 나눈 수치로 한 번에 먹는 섭취량을 고려해서 보정을 한 수치를 말한다. **GL수치가 10이하인 경우 저혈당부하지수, 11~19인 경우 중혈당부하지수, 20이상인 경우 고혈당부하지수**라고 한다.

예를 들어, 수박의 경우 GI지수가 72로 높은 편에 속하지만 한 번에 먹는 양을 고려하면 GL지수가 4로 낮은 편이다. 반대로 보리밥 GI지수는 66으로 중간에 속하지만 GL지수는 22로 높은 편에 속한다.

• **GI지수/GL지수 모두 발표하는 곳마다 약간의 차이는 있다.**

앞서 얘기한 GI지수의 단점을 보완하기 위해 나온 수치가 바로 GL지수이다. GI지수가 식품이 가지고 있는 당질의 양을 나타내지 못하기 때문에 GL지수는 해당 **음식의 당지수(GI) x 해당 음식 100g 당질량/100의 공식으로 값을 산출**한다. 그렇기 때문에 해당 음식이 가지고 있는 당질의 양까지 반영할 수 있는 수치이다.

이를 바탕으로

당근과 쌀밥을 비교해 보면

당근의 GL지수는 7

쌀밥의 GL지수는 42로 큰 차이를 보인다.

GI지수 상으로 큰 차이가 없었지만 당근은 쌀밥과 비교했을 때 수분함량이 높고 당질 함량이 낮아 GL지수는 큰 차이를 보인 것이다.

앞에서 언급한 GI지수 식품표를 먼저 보고 알아야 이해가 빠르다.

GI지수는 포도당 100g을 기준으로 산출된 값이기 때문에 실질적으로 섭취하는 양이 고려되지 않았다는 결점을 보완을 하고자 나온 지표가 GL지수이다.

 혈당부하가 더 낮은 음식을 섭취해야하는데 어떻게 해야 할까요?

 GI지수가 높은 음식에 해당되는 GI지수 80인 당근과 GI지수가 낮은 음식에 해당되는 GI지수 52인 바나나로 비교를 해보자.

당근 100g에는 탄수화물이 9g,

바나나 100g에는 탄수화물이 22g 함유되어 있다.

당근 GL지수 : (80 x 9) ÷ 100 = 7.2

바나나 GL지수 : (52 x 22) ÷ 100 = 11.4

오히려 GI지수가 높은 당근은 저 GL지수, GI지수가 낮은 바나나는 중 GL지수로 계산된다.

GI지수보다는 조금 더 정확한 계산이지만 GL지수 또한 수치이기 때문에 상황에 맞게 3대 영양소도 골고루 챙기면서 표는 참고용으로 보면 좋다.

그렇기 때문에 GI지수만 보거나 GL지수만 보는 것이 아니라 이 두 가지를 함께 고려하여 음식을 섭취하는 것이 좋다.

GI지수(혈당지수)와 GL(혈당부하)지수 두가지 모두 낮다면 크게 걱정하지 않고 음식을 먹어도 좋다. 우리가 흔하게 생각하는 채소, 야채 종류가 여기에 속한다. 이 외에도 육류나 생선회 등도 탄수화물이 적어 안심하고 먹어도 되는 음식류에 속한다.

GI지수는 높은데 GL지수는 낮은 음식은 한번에 먹는 양만 조절한다면 소량 섭취는 가능한 음식들이다. 옥수수, 감자, 늙은 호박, 참외, 수박, 현미밥, 꿀 등이 여기에 속한다.

반대로 GI 지수는 높지 않지만 GL지수가 높은 음식은 어떨까?

GL지수가 높다는 것은 1회 섭취량이 많을 수 있는 음식이기 때문에 주의가 필요한데 이런 음식으로는 라면, 쌀국수면, 우동면과 같은 면류, 건포도, 감말랭이 등이 속한다.

당연히 **GI지수와 GL지수가 모두 높다라면 피하는 것이 좋다.** 이런 음식에는 백미밥, 찹쌀밥, 떡, 도넛, 구운감자, 시리얼 등이 해당한다.

인슐린지수(Insulin Index)는 무엇일까요?

어떤 음식을 먹었을 때 혈관 속의 당이 얼마나 많이 또는 빨리 올라가는지, 그래서 인체 내의 인슐린 분비를 얼마나 유발하는지 등을 수치로 정확히 알 수 있으면 음식을 분별하여 조절하는데 유리함이 많을 수 있다. 이런 노력의 결과들이 **혈당상승지수(GI)와 당부하지수(Glycemic Load, GL)이다.** 최근에는 **인슐린지수(Insulin Index)**까지도 사용이 확산되고 있다.

혈당상승지수(GI)가 특정 음식이 혈당에 미치는 영향 정도를 표시해 준다 하더라도, 그 양의 정도에 따라 많은 차이가 나게 될 수밖에 없다. 높은 혈당상승지수(GI)의 음식을 아주 적게 먹을 때와 낮은 혈당상승지수(GI)의 음식을 많이 먹을 때를 고려해야 한다. 예로 수박 120g을 먹는다고 가정해보자. 혈당상승지수(GI)는 실험에 의해 80으로 높게 나와 있고, 120g 중에 수분과 섬유소가 대다수이고 탄수화물은 6g으로 측정된다.

인슐린지수(Insulin Index**)**란 특정 음식을 섭취한 후 2시간에 체내의 인슐린을 얼마나 분비하게 하는가를 수치로 표현한 것이다. 순수 포도당(glucose)이 2시간째 분비하게 하는 인슐린의 정도를 100으로 기준으로 한다. 음식마다 다양한 성분들로 인해 호르몬과 대사에 미치는 영향이 복잡하다. 개인의 타입에 따른 차이도 많을 것으로 짐작되어 그 효용성은 좀 더 지켜보아야 할 듯하다. 아직 많이 보편화되어 있지는 않다.

결론적으로 현재까지 당뇨를 포함한 대사질환과 관련하여 음식이 몸에 미치는 영향을 비교적 근접하게 짐작할 수 있는 수치들은 혈당상승지수 (GI)와 기준량에 포함된 탄수화물의 양, 이를 기초로 계산한 당부하지수 (GL), 그리고, 인슐린지수(Insulin Index) 정도가 되겠다. 모든 음식은 성분 외에도 인체 각 장기와 상호 관계하는 기능적 측면과 인체 자체의 구조적 차이가 있어 실제에서는 정확한 수치가 되기는 어려우나 참고는 할 만하다.

당부하지수(Glycemic Load, GL)를 구하는 방법은

혈당상승지수(GI) X 탄수화물 양(g)을 100으로 나눈 것이므로 수박의 당부하지수는 80 X 6g = 480÷100=4.8로 대략 5 정도가 된다.

당부하지수(GL)는 10이하가 낮음, 11~19가 중간, 20 이상은 높음이므로 위의 예는 혈당상승지수(GI)가 80으로 높아도 당부하지수(GL)는 5로 매우 낮은 상황이 된다. 따라서 당뇨나 대사질환이 있는 사람들도 혈당 상승의 부담이 적게 섭취할 수 있는 음식으로 선택할 수 있다. 이와 같이 혈당상승지수 (GI)보다는 당부하지수(GL)가 좀 더 실제적인 영향을 가늠할 수 있는 수치이다. 당부하지수(GL)가 낮은 음식 중에서 나에게 맞는 음식을 고르는 지혜를 발휘하면 유리한 것이다.

당부하지수(GL) 지수표

채소

늙은호박(1화분)	7
당근(큰거 1개)	7
삶은 감자(작은거 2개)	5
고구마(1개)	10
구운감자(1개)	10
감자튀김(10개)	10

곡물/빵/ 시리얼

통보리(요리한거 65g)	5
gusal(70g)	5
흰쌀(조리한 것 66g)	10
구리비스킷(2~3개)	5
호밀 흑빵(1조각)	5
통밀빵(1조각)	5
베이글(4분의1)	5
뻥튀기/쌀과자(1개)	5
면류(78g)	10

과일

블루베리(600g)	5
사과(작은거1개)	5
자몽(작은거1개)	5
포도(10알)	5
파인애플(얇은 것 1개)	5
바나나(작은거 1개)	10
건포도(20알)	10
대추야자(2개)	10

콩류

대두(200g)	5
강낭콩(150g)	7
렌즈콩(200g)	7
병아리콩(150g)	7

당부하지수(GL)는 10이하가 낮음, 11~19가 중간, 20 이상은 높음

혈당지수GI / 혈당부하지수GL 비교 음식

음식	혈당지수(GI)	혈당부하지수(GL)
흰쌀밥	69.9	51.2
흰죽	92.5	25.8
가래떡	50.6	40.5
쌀튀밥	72.4	16.1
찹쌀밥	75.7	71.6
보리밥	35.4	21.5
찐옥수수	73.4	19.4
강냉이	69.9	15
찐감자	93.6	8.5
찐고구마	70.8	15.5
당면	60	10.6
찐밤	57.8	2.1
군밤	54.3	2
팥죽	38.5	16.7
호박죽	53	13.9
소면	49	33.5
칼국수면	48.2	39.5
수제비	50.2	41.2
우동면	56.5	38.9
스파게티면	55.3	32.4
흰식빵	70.7	16.7
호밀식빵	64.9	16.3
카스텔라	59.9	13.1
모닝빵	56.2	12.2
메밀면	59.6	38.2
도토리묵	71.7	6.9
시리얼	51.6	13.8
전곡시리얼	51.4	13.4

Chapter 04

당뇨병에 좋은 저당음식은 어떤 것이 있을까요?

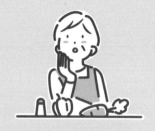

당뇨병에서

탄수화물은 구체적으로

어떤 역활을 할까요?

탄수화물은 구체적으로 무엇을 말하나요?

 우리가 탄수화물과 관련해서 일상생활에서 접하게 되는 용어는 탄수화물, 식이섬유, 당질, 당류, 이렇게 네 가지 정도가 있다. 이것들이 어떤 개념이고 또 어떤 차이가 있는지는 꼭 알아야 한다. 탄수화물이란 당질과 식이섬유를 합쳐서 부르는 용어라고 생각하시면 된다.

 ## 식이섬유란 무엇일까요?

일단 식이섬유는 잘 알려진 대로 우리 **몸에는 흡수되지 않은 0 칼로리의 물질**인데 포만감을 높여주고 당질의 흡수를 지연시키고 장 청소에다가 변비예방까지 해주는 당뇨에 필수적이고 다이어트에도 꼭 필요한 좋은 영양소이다.

당질이란 무엇일까요?

일단 **탄수화물에서 식이섬유를 뺀 나머지가 당질**인데 글자 그대로 당으로 구성된 물질이라고 생각하시면 된다. 당이 또 나쁘다는 건 잘 알고 있듯이 혈당을 높이고 인슐린을 분비시키는 비만의 진짜 범인이 바로 이 당질이다. 그러니까 엄밀히 말하자면 **당뇨와 비만의 주범은 탄수화물이 아니라 당질**이라고 말하는 게 좀 더 정확한 표현이다.

당류란 무엇일까요?

당질의 일부인 당류는 어떤 것일까? 당류는 단당류(포도당, 과당 등)와 이당류(자당, 맥아당, 유당 등)로 구성되어 있다. 설탕이라고 하면 많은 사람들이 떠올리는 단맛의 근원인 설탕, 포도당 등이 당류이다.

당류는 당질에 포함되어 있는 것인데 당질의 한 종류라고 생각하면 된다. 당류는 맛이 달고 흡수가 빨리 돼서 혈당을 급격하게 높이는 그러니까 당질 중에서도 아주 그냥 제일 나쁜 친구라고 쉽게 생각하면 된다.

당류의 역할은 당류는 당질의 일부이기 때문에 역할이 비슷하며, 신체의 에너지원으로 작용한다. 단, 당류는 당질보다 소화 흡수가 빨라 식후 혈당이 급격하게 올라가기 쉬운 것이 특징이다. 당류가 많이 함유된 식품은 다음과 같다. 주로 과일류, 꿀, 주스류, 과자 등이다. 과일에는 당분이 많이 들어있지만, 몸에 필요한 비타민과 미네랄도 풍부하기 때문에 과식하지 않는다면 문제가 되지 않는다.

당류 섭취 시 주의할 점은 당류 섭취가 증가하면 체중과 충치가 증가한다는 연구 결과가 많이 발표되었다. 단 음식을 너무 많이 먹지 않도록 주의해야 한다. 엄밀히 말하면 유리당류(단당류, 이당류와 꿀, 시럽, 과즙 등)를 포함한다. 과자나 주스를 끊을 수 없다면 당류 제로라고 적힌 식품을 선택하는 것이 좋은 방법이다.

당질과 당류의 차이점은 무엇일까요?

당질과 당류는 모두 탄수화물의 일종으로 탄수화물 안에 당질이 있고 당질 안에 당류의 순서로 분류된다.

탄수화물 - 식이섬유 = 당질이다.

식이섬유는 소화흡수가 되지 않기 때문에 당질이 우리 몸의 에너지원이 된다. 당류는 당질의 일부로 당질에서 소당류, 다당류, 당알코올 등을 제외한 것이다. 단당류(포도당, 과당 등)와 이당류(설탕, 유당 등)로 다시 나누어진다.

당질과 당류의 차이점을 좀 더 자세히 이해하기 위해 각각의 역할과 섭취 시 주의할 점에 대해 알아보자. 먼저 당질의 종류와 역할 등에 대해 알아보자.

당질의 역할은 밥이나 빵 등 주식에 많이 들어있는데 주로 몸을 움직이는 데 사용된다. 체온을 유지하거나 근육조직, 뇌, 신경세포, 적혈구의 에너지원이 되는 영양소다. 당질이 부족하면 저혈당이라는 상태가 되어 피로감을 느끼거나 집중력이 떨어질 수 있다. 증상이 심해지면 떨림, 어지럼증, 의식장애가 발생할 수 있으므로 과도한 당질 제한은 금물이다. 당질을 필요 이상으로 섭취하면 과잉 섭취한 당질이 중성지방으로 체내에 축적되어 비만의 원인이 될 수 있다. 생활습관병의 위험도 높아지므로 섭취량에 주의해야 한다.

당질 섭취 시 주의사항은 무엇일까요?

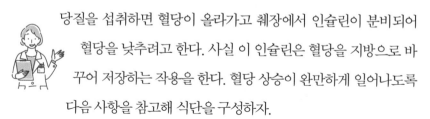 당질을 섭취하면 혈당이 올라가고 췌장에서 인슐린이 분비되어 혈당을 낮추려고 한다. 사실 이 인슐린은 혈당을 지방으로 바꾸어 저장하는 작용을 한다. 혈당 상승이 완만하게 일어나도록 다음 사항을 참고해 식단을 구성하자.

- 하루 3끼를 규칙적으로 먹는다.
- 간식을 활용해 공복감을 예방한다.
- 과일은 식이섬유가 많은 것을 선택한다.

감미료는 자일리톨, 에리스리톨 등 혈당 상승이 적은 감미료를 선택한다. 식이섬유는 당의 흡수를 늦추는 작용을 하므로 식이섬유가 풍부한 채소, 해조류 등을 이용한 반찬부터 먹도록 한다.

저칼로리, 저당질 섭취는 어떻게 해야 하나요?

당질의 섭취량을 1일 130g 이하로 하기 위해서는 야채를 중심으로 한 식생활이 필요하다. 이렇게 이야기 하면 실생활에서 구체적으로 어떤 식단으로 어떻게 관리해야 하는지 감이 오지 않는 사람들이 많을 것 같아 평소 식사에 포함된 당질이 많은 식품과 적은 식품의 당질량을 소개한다. 중요한 것은 야채류라고 하더라도 당질이 많이 포함된 식재료가 있고, 당질이 비교적 그리고 상당히 적은 식재료가 있다.

고당질 식품 (피해야할식품)이란

100g당 10g 이상의 당질을 함유한 식품
· 흰쌀밥, 죽, 떡, 찹쌀로 된 음식,
· 전분이 많은 음식, 중국음식, 냉면, 당면감자, 고구마, 당근주스, 옥수수,
   연근, 칡, 마
· 꿀, 잼, 물엿, 액상과당, 설탕, 기타
· 우유- 유당
· 과일류-과당 (토마토, 용과, 아보카도, 레몬, 라임은 제외)
· 시판 가미된 소스류, 양념류
· 카레가루, 하이라이스가루, 굴소스, 핫소스, 등
· 설탕 넣고 만든 음식들 - 청, 장아찌, 피클, 절임류
· 매실청, 매실주, 맥주, 음료수류(액상과당), 막걸리, 와인류

· 땅콩버터, 밤, 단호박, 말린채소류, 은행

· 갈아서 먹는 주스, 스무디류

· 과자, 아이스크림, 브런치류,

낮은 당질 식품 (먹어야 할 식품)이란

100g당 10g 이하의 당질을 함유한 식품

· 육류 - 소고기, 닭고기, 돼지고기, 양고기, 오리고기, 꿩고기.(조리시 달달한 양념이나 조미료는 쓰지 않는다)

· 어패류 - 생선류, 조개류, 통조림, 오징어, 새우, 게, 문어, 주꾸미, 김, 미역, 톳, 쌈다시마, 모자반 등(말린것은 피한다)

· 치즈, 생크림, 버터 등(단맛 있는 것은 피한다)

· 계란, 메추리알

· 두부, 유부, 비지, 낫또, 연두부, 포두부, 청국장

· 야채류 - 아스파라거스, 오이, 두릅, 아욱, 무, 배추, 무순, 브로콜리, 물냉이, 유채, 미나리, 샐러리 죽순, 치커리, 상추, 청경채, 가지, 동과, 토마토, 양하, 양파, 파드득나물, 산나물, 파프리카, 시금치, 양상추 등(말린 건나물은 피한다)

· 버섯류- 팽이, 새송이, 송이, 생표고버섯, 느타리버섯, 양송이버섯, 능이버섯 등(건조버섯은 피한다)

· 한천, 우무, 우무묵, 곤약, 실곤약

· 아보카도, 토마토

· 호두, 잣, 호박씨

· 올리브오일, 아보카도오일, 들기름, 참기름

· 집된장, 집간장, 소금, 고춧가루, 천연식초(조리시에 조금씩 사용)

혈당상승지수(GI) 낮은 음식이 당뇨병에 좋을까요?

측정 방법을 보면 수치의 의미를 알 수 있다. 먼저 50g의 탄수화물을 포함한 음식을 공복중인 피실험자들에게 먹인 뒤 두 시간에 걸쳐 일정 시간 간격으로 혈당을 측정한다. 이로써 해당 음식이 두 시간 동안 증가시키는 혈당의 양을 알 수 있다. 그리고 이 양을 동량의 포도당이 증가시키는 혈당으로 나눈 다음 이에 100을 곱하면 혈당상승지수(GI)를 얻을 수 있다. 즉 같은 양의 포도당과 비교한 각 음식의 혈당 증가치를 백분율로 나타낸 수치가 혈당상승지수(GI)다. 측정 과정에서 알 수 있듯이 혈당상승지수(GI)는 단순한 탄수화물 함유량이 아니라 시간에 따른 혈당 증가치를 보인다.

사실 **혈당상승지수(GI)는 당뇨병 환자를 위해 고안된 수치**다. 우리의 몸은 체내의 혈당 흡수를 조절하기 위해 인슐린을 분비하는데 이런 조절 기능에 이상이 생긴 것이 당뇨병이다. 따라서 당뇨병 환자들은 혈당 수치 및 음식 섭취에 각별한 주의를 기울여야 한다. 혈당상승지수(GI)는 본래 당뇨병 환자가 음식을 조절할 때 일종의 기준을 마련하기 위한 것이었다.

식품별 당질량

주식(밥 / 빵 / 면류)					
음식	총중량(g)	당질량(g)	음식	총중량(g)	당질량(g)
흰쌀밥	150	55.2	오므라이스	200	87
현미밥	150	51.3	카레라이스	200	93.9
오곡밥	150	58.5	익힌 우동면	270	56.1
흰죽	150	23.4	익힌 소면	270	67.2
돌솥비빔밥	200	78.6	쌀국수면	70	40.3
삼각김밥	100	38	익힌메밀면	245	64.8
스파게티면	100	71.2	콘플레이크	10	8.1
익힌중화면	270	75.3	건빵	10	7.6
카스텔라	50	31.3	식빵 한조각	60	26.6
팥빵	100	47	베이글	90	46.9
크림빵	100	40.2	크로와상	45	18.9
카레빵	100	30.7	바게트빵	60	32.9

육류, 유제품, 기름, 소스

음식	총중량(g)	당질량(g)	음식	총중량(g)	당질량(g)
삼겹살	100	0.1	두유	150	4.4
베이컨	40	0.1	올리브유	100	0
양고기	70	0.2	참기름	100	0
닭고기	50	0	버터	10	0
계란	15	0	라유	5	0
우유	210	10.1	토마토 케첩	15	3.8
마요네즈	12	0.2	카레가루	2	0.5
겨자	6	2.4	시나몬	5	4
와사비	3	1.2	각설탕	3	3
꿀	21	16.7	흑초	15	1.4
메이플시럽	21	13.9	액상 다시다	150	13.1
딸기잼	21	9.9	불고기소스	30	9.8
블루베리잼	21	8.3	샐러드유	100	0
발사믹식초	15	2.9			

야채, 해조류

음식	총중량(g)	당질량(g)	음식	총중량(g)	당질량(g)
두부	400	5	방울토마토	25	1.4
미역	50	0.7	가지	130	3.4
감자	110	16.1	부추	30	0.4
고구마	70	18.9	당근	30	1.9
오이	120	2.2	마늘	10	2.1
고추	40	2.2	대파	40	2.3
생강	3	0.1	쪽파	5	0.2
양파	200	13.5	피망(청)	145	1.1
옥수수	240	16.6	피망(적)	145	7.3
토마토	220	7.9	피망(황)	145	6.4
시금치	50	0.1	표고버섯	15	0.2
양상추	5	0	팽이버섯	100	3.1
상추	5	0	잎새버섯	15	0.1
연근	25	3.4	브로콜리	50	0.4

해산물류					
음식	총중량(g)	당질량(g)	음식	총중량(g)	당질량(g)
장어	160	0.2	갈치	80	0
가다랑어	360	0.7	방어	75	0.2
연어	65	0.1	광어	150	0
연어알	10	0	참치	210	0
고등어	100	0.3	굴	20	0.9
꽁치	130	0.1	전복	120	2.2
새우	20	0	문어	50	0.1
소라	45	0.4	어묵	70	9.5
오징어	190	0.1			

간식류, 차류, 주류					
음식	총중량(g)	당질량(g)	음식	총중량(g)	당질량(g)
냉동만두	50	11.9	오렌지주스	200	21.4
호빵(팥)	110	53.4	사과주스	200	23.6
호빵(고기)	110	43.3	녹차	100	0.2
아이스크림	100	22.2	스포츠 드링크	200	10.2
쿠키	30	18.4	콜라	200	22.8
초코쿠키	35	21.1	사이다	200	20.4
콘스낵	20	12.9	카페라떼	170	6.3
포테이토칩	15	7.6	카페모카	194	18.9
껌	3	2.9	정종	180	8.1
			레드와인	100	1.5
			로제와인	100	4
			화이트와인	100	2
			소주	60	0
			위스키	60	0
			브랜디	60	0
			맥주	200	6.2

과일					
음식	총중량(g)	당질량(g)	음식	총중량(g)	당질량(g)
아보카드	235	1.5	골드키위	45	4.9
감	260	33.8	키위	45	4.2
곶감	30	15.8	수박	150	8.3
귤	100	8.8	배	40	4.2
레몬	65	4.8	바나나	220	28.2
레몬즙	5	0.4	멜론	150	7.4
포도	140	18.1	무화과	100	10.5
복숭아	280	21.2	딸기	50	3.5
사과	30	4.2			

인슐린 반응이 온다. 당류가 많이 함유된 음식은 혈당을 급격히 상승시킬 수 있다. 이에 대한 반응으로, 췌장은 인슐린을 분비하여 혈당을 낮추려 한다. 잦은 혈당 급등과 급락은 인슐린 저항성을 초래할 수 있고, 이는 당뇨병과 같은 대사 질환의 위험을 증가시킬 수 있다.

지방이 축적된다. 혈당이 상승하면, 인슐린이 과도하게 분비되어 혈액 내의 포도당이 세포로 빠르게 흡수된다. 인슐린은 또한 지방의 합성을 촉진하고 지방이 분해되는 것을 억제하기 때문에, 고당류 음식의 잦은 섭취는 지방 축적을 늘릴 수 있다.

포만감과 식욕 조절이 안된다. 당류가 높은 음식은 종종 빠르게 소화되어 빨리 소비된다. 이로 인해 더 빨리 다시 배고픔을 느낄 수 있으며, 과식을 유발할 수 있다.

영양 불균형이 온다. 고당류 음식은 다른 필수 영양소가 부족할 가능성이 높다. 영양가 있는 다른 음식을 섭취하는 대신에 칼로리는 높지만 영양가는 낮은 '공허한 칼로리'를 섭취하게 되어, 장기적으로 영양 불균형을 초래할 수 있다.

당질은 우리의 몸과 뇌의 필수적인 에너지원이지만 과잉 섭취하면 비만, 당뇨병, 동맥경화 등의 위험이 높아진다.

당질이 적은 음식은 무엇일까요?

 • 닭고기

의외로 당질이 적은 음식 1위는 닭고기다. 특히 닭다리의 **당질은 100g당 제로이며 닭가슴살도 100g당 0.1g으로 매우 적다.**

• 생선

생선의 당질은 종류별로 다르지만 보통 100g당 0~0.3g으로 아주 낮은 편이다. 특히 농어와 꽁치는 당질이 전혀 없어 당질 제한 시 효과적이다. 단, 생선은 조림 등 설탕이나 미림을 사용하게 되면 당질이 증가하므로 당질 제한 시에는 **회나 구이 등 설탕을 넣지 않는 조리법**을 활용하는 것이 중요하다.

• 달걀

달걀의 당질은 100g당 0.3g으로 낮은 편이다. 참고로 노른자의 당질은 0.2g, 흰자는 0.4g으로 흰자의 당질이 높다. 가열했을 경우에도 당질의 양에는 변화가 없지만 삶는 등 **설탕을 넣지 않는 조리법**을 추천한다.

 당질이 적은 과일은 무엇일까요?

과일은 기본적으로 당질이 많은 식품이므로 당질 제한 중에는 섭취량에 주의해야 한다. 그러나 과일에는 당질 이외에도 비타민C와 식이섬유 등 유용한 영양소가 들어있으므로 간식으로 먹는 것이 좋다. 참고로 당질 제한 중일 경우 간식의 당질은 하루에 10g이 기본이다.

· 아보카도

과일 중 당질이 가장 적은 아보카도는 당질의 양이 100g당 0.8g이다. 그러나 칼로리는 100g당 178kcal로 높은 편이기 때문에 주의해야 한다.

· 딸기

딸기의 당질은 100g당 6.6g으로 과일 중에서는 낮은 편이다. 그리고 칼로리는 100g당 31kcal로 3위를 차지한 배보다 칼로리와 당질이 모두 낮다. 또 딸기는 비타민C의 왕으로 불릴 만큼 비타민C가 풍부하다.

· 배

배의 당질은 100g당 8.3g이며 칼로리도 100g당 38kcal로 낮은 편이다. 그 이유는 배의 수분 때문인데 무려 88%에 달한다.

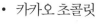 당질이 적은 간식은 무엇이 있을까요?

· 카카오 초콜릿

카카오 함량이 70% 이상인 초콜릿은 혈당이 급격하게 오르는 것을 억제하는 효과가 있다. 제품마다 차이는 있지만 개당 당질은 약 0.6~1.6g으로 낮다.

· 견과류

견과류의 당질은 적기 때문에 당질 제한 중일 경우 간식으로 추천한다. 다만 소금, 버터가 가미되었거나 기름에 튀긴 제품은 염분과 칼로리의 과잉 섭취로 이어질 가능성이 있어 자제하는 것이 좋다. 또 견과류는 칼로리가 높은 음식이므로 과잉 섭취는 비만의 원인이 된다. 따라서 견과류를 간식으로 먹을 경우에는 하루에 80~100kcal를 기준으로 섭취해야 한다.

· 플레인 요거트

플레인 요거트의 당질은 100g당 3.9g으로 일반 식품을 기준으로 봤을 때 낮은 편에 속한다. 여기서 말하는 플레인 요거트란 무당 요거트를 가리킨다. 가당 요거트의 당질은 100g당 11.7g으로 무당 요거트의 약 3배에 달하므로 당질 제한 중일 때는 무당 요거트를 추천한다. 무당 요거트는 단맛이 적어 먹기 힘들 수 있는데 당질이 적은 과일을 토핑하면 도움이 된다. 무당 요거트 200g에 중간 크기의 딸기 2개를 얹어 먹었을 때 당질의 양이 8.9g이므로 당질 제한 중 간식으로 적합하다.

🙍‍♀️ 당질을 아는 방법은 무엇일까요?

우리나라 성분표에는 당질이 적혀있지가 않다. 하지만 앞에서 언급했듯이 당질은 **탄수화물에서 식이섬유를 뺀 나머지가 당질**이다. 그러니까 성분표에서도 그냥 간단하게 탄수화물에서 식이섬유를 빼면 그게 바로 당질이 되는 것이다. 그런데 만약에 성분표에서 **식이섬유가 보이지 않는다면 그런 경우엔 탄수화물 자체가 당질**이 되는 것이다.

저당 음식을 통한 건강한 탄수화물 선택의 중요성은
무엇일까요?

 저당 음식을 통한 건강한 탄수화물 선택은 인슐린 저항성과 당
뇨병 관리에 도움을 줄 수 있다. 인슐린은 혈당을 조절하는 중
요한 역할을 하는데, 탄수화물을 과다하게 섭취할 경우 혈당이
급속도로 상승하여 인슐린의 작용을 방해할 수 있다. 그 결과 인슐린 저
항성이 발생하며, 장기적으로는 당뇨병 등 대사성 질환의 위험이 높아진
다. 따라서 저당 음식을 선택하여 혈당을 안정시키는 것이 중요한다. 저
당 음식은 이러한 당뇨병의 고혈당 관리에 중요한 역할을 한다. 저당 음
식은 혈당 상승을 완화하고, 혈당을 안정적으로 유지하는 데 도움을 준
다. 일반적으로 저당 음식은 단순당류와 포도당 함량이 낮고, 식이섬유
함량이 높은 음식을 의미한다. 이는 **혈당 상승 속도를 완화하고 지속적인 혈당
조절**을 도와준다. 또한 체중 관리에 도움을 줄 수 있다. 과다한 탄수화물
섭취는 체중 증가의 원인이 될 수 있으며, 지방이 쌓이는 것을 촉진시킬
수 있다. 그러나 저당 음식은 소화가 느리고 포만감을 오래 유지시켜준
다. 이를 통해 식욕을 저해시키고, 과식을 방지할 수 있으며, 체중을 관리
하는 데 도움이 된다.

과다한 당 섭취는 심혈관 질환의 위험을 증가시킬 수 있다. 하지만 저당
음식은 신체에 해로운 영향을 덜 주는 데 도움이 되며, 심혈관 질환을 예
방하는 데 도움을 줄 수 있다.

저당 음식으로 식단의 구성하는 것이 좋을까요?

저당 식단은 **현재 많은 사람들 사이에서 인기를 끌고 있는 식단 중 하나**이다. 저당식단은 탄수화물을 제한하고 단백질과 지방 섭취를 늘리는 식습관으로, 혈당 조절과 체중감량에 도움이 될 수 있다. 하지만 저당 식단의 구성과 식습관 유지 전략에 대한 신뢰도 있는 정보는 아직 많지는 않다.

저당 식단은 탄수화물 섭취를 제한하기 때문에 혈당 조절에 도움을 줄 수 있다. 탄수화물은 소화되면 혈당으로 변하므로, 이를 제한함으로써 **혈당 스파이크를 방지하고 혈당을 안정적으로 유지**할 수 있다는 것이다. 또한, 단백질과 지방을 중심으로 섭취하는 것으로 인해 포만감을 더 오래 느끼게 되어 체중 감량에 도움이 될 수 있다.

먼저, 단순당류를 줄이는 것이 중요한다. 단순당류는 과일, 사탕, 음료수, 잼 등 다양한 음식에 포함되어 있다. 아침 식사에 단순 음식을 섭취하면 혈당 상승이 급격하게 일어날 수 있다. 따라서 과일이나 잼 대신 식물성 단백질이나 식이섬유가 풍부한 식사를 선택하는 것이 좋다. 또한, 식이섬유 함량이 높은 식품을 섭취하는 것이 가장 좋다. 식이섬유는 소화가 어려워 혈당 상승을 완화시켜준다. 식물성 단백질인 콩, 콩나물, 두부, 고기, 생선, 달걀 등은 식이섬유와 단백질을 함께 공급해주어 혈당을 안정적으로 유지하는 데 도움을 줄 수 있다.

당부하지수란? 혈당상승지수(GI)는 동량의 당질을 섭취한 후 혈당반응을 비교한 값인 반면 당부하지수는 1회 분량을 기준으로 혈당반응을 비교한 값이다. 각 식품마다 1회 분량에 함유된 당질의 함량이 다르므로 실생활에 적용할 때는 혈당상승지수(GI)가 아닌 당부하지수를 비교해야 한다.

 ? **혈당상승지수(GI)와 당부하지수 활용법은 무엇이 있을까요?**

당부하지수가 높은 식품을 피하고, 대신 당부하지수가 낮은 식품으로 바꾸어 먹으면 혈당조절에 도움이 된다. 하지만 식후 혈당은 당질(탄수화물)의 급원이나 종류보다는 식사나 간식에 포함된 당질의 총량이 더 중요하다고 알려져 있다.

바꿔 말하면, 당부하지수가 낮은 식품이라도 섭취량이 늘어나면 식후 혈당이 높아지게 되는 것이다. 따라서 식사계획을 세울 때 총 당질 섭취량을 우선적으로 확인하고, **혈당상승지수(GI)나 당부하지수는 비슷한 식품 중 무엇을 선택하면 좋을지 고민될 때 참고치**로 활용하는 게 좋겠다. 예를 들면, 흰밥보다는 잡곡밥을, 흰빵보다는 통밀빵을, 찹쌀보다는 멥쌀을 선택하는 것이 권장된다.

다만, 아직은 현실적으로 혈당상승지수(GI)가 측정된 식품이 많지 않고, 동일한 식품이라도 혈당반응에 개인차가 존재하기 때문에 혈당상승지수(GI)의 이용에 제한점이 있다. 게다가 혈당상승지수(GI)가 낮은 식품 중 지방함량이 높아 건강에 좋지 않은 것도 있으므로 주의해야 한다.

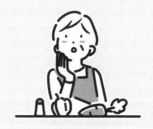

혈당을 쑥 내려주는

저당음식 간편한 집밥 레시피

시금치

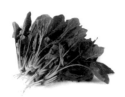

비타민, 미네랄, 항산화 성분이 풍부한 시금치는 당뇨 음식이다. **당뇨에 좋은 식이 섬유가 풍부**해서 혈당을 올리지 않는다. 그리고 시금치는 당뇨 때문에 시력이 저하 되는 것을 막아주는 루테인이 함유되어 있기도 하다. 전분질이 없는 시금치는 식사에 충분한 양감을 더하고 식이섬유도 풍부한 데다 칼로리를 낮춰 먹을 수 있어 최고이다.

화물 음식이다.

시금치는 100g 기준으로 탄수화물이 약 4g 정도 들어있다. 조리 된 시금치 1 컵 (180g)에는 비타민 K에 대해 RDI(비타민, 미네랄 1일 필요 섭취량)의 10배 이상이 들어있다.

시금치에는 100g당 23kcal로 열량이 낮고 각종 비타민과 미네랄 성분이 풍부하여 다이어트나 체중조절에 도움이 된다. 특히 시금치의 틸라코이드라는 엽록소 성분은 식욕 억제에 도움을 주며, 콜레사이스토키닌 성분은 뇌 신경에 포만감을 느끼게 하여 식욕 억제에 도움을 주기도 한다.

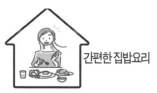

간편한 집밥요리

시금치된장국

● 준비할 재료 ●

시금치 반단, 조개 10개 정도, 된장3큰술, 파1줄기, 물, 다진마늘 1큰술, 간장, 고춧가루

● 조리순서Steps ●

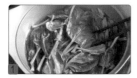

시금치는 끓는 물에 30초만 데
친다.(그 다음에 빼서 접시에
놓아둔다)

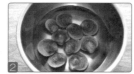

조개는 진한 소금물에 넣어놔
서 모래를 토하게 하시고 조
갯살만 샀다면 깨끗하게 씻어
준다.

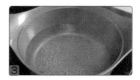

파는 쪽파로 사고, 깨끗이 씻
어서 어슷어슷하게 썰어 놓고
냄비에 물을 자작하게 붓고
물을 끓인다.

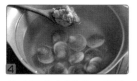

물이 끓기 시작하면 조갯살을
넣고 약 30초간을 끓인 후 된
장을 풀어주고 마늘을 넣어준
다.

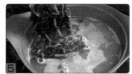

마늘이 익으면 시금치를 넣는
다.

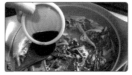

시금치가 익을 때까지 조금
더 끓인 뒤 국간장으로 간을
봐 준다.

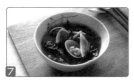

고춧가루를 한 큰술 넣어서
다시 한 번 살짝 끓이면 완성
된다.

연어

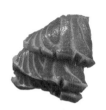

등푸른 생선인 연어는 심장 건강과 혈관 건강에 도움이 되는 오메가-3 지방산이 함유되어 있는 식품이다. 몸에서 생성이 안되는 비타민 D까지 공급해주는 연어를 추천한다. 건강하게 장수하기 위해 빼놓을 수 없는 음식으로 연어는 오메가3 지방산이 풍부하다. 우리는 오메가6 지방산을 많이 섭취해야 하지만 오메가3 지방산은 우리 몸에 부족하다. 왜냐하면 오메가3 지방산은 **식품에서 섭취하기 어렵기 때문**이다.

연어는 기본적으로 당질 제로이며 비타민 B12가 풍부하다. 팬이나 오븐 등에서 구운 연어에 구운 채소를 곁들이면 건강한 한 접시가 된다. 훈제 연어를 사서 그냥 먹거나 샐러드에 곁들여도 좋다.

연어가 싫다면 참치 캔으로도 오메가3 지방산은 섭취할 수 있다. 다만 일주일에 2~3회 정도가 적당하다.

3온스(약 85g)의 연어에 들어있는 것은

108kcal의 열량과 당질 0g, 단백질 17g(하루 섭취량의 34%)이 들어있다.

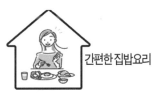

간편한집밥요리

연어회덮밥

연어200g
새싹채소 2줌
밥 2공기

[양념재료]
고추장 1스푼
식초 2스푼
매실액 1스푼
올리고당 1스푼
생강가루 1꼬집
참기름 1스푼
통깨 적당량

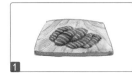

1 연어는 먹기좋은 크기로 썰어놓는다.

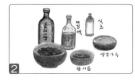

2 초고추장을 만든다.

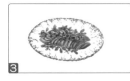

3 고추장1, 식초2, 매실액1, 올리고당1, 생강가루 한꼬집, 참기름1 스푼을 섞어서 준비해둔다.

4 밥을 그릇에 담고 새싹채소를 담고, 연어를 올리고, 초고추장을 올린 후 통깨를 뿌려주면 완성이다.

Tips

연어 대신 참치나 다른 회를 올려도 좋다. 채소는 양상추나 양배추, 깻잎도 넣어주면 더 좋다.

브로콜리

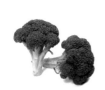 혈당을 낮추는데 좋은 미네랄, 식이 섬유가 풍부한 브로콜리는 당뇨 음식이다. 브로콜리는 **탄수화물 함량이 낮고 많이 먹어도 혈당이 올라가지 않는다.** 브로콜리는 정말 몸에 좋다. 식이섬유가 풍부할 뿐 아니라 비타민C나 칼륨 같은 영양가도 높다.

생브로콜리 100g에는 단백질 11g과 비타민C가 레몬보다 3배나 많다. 그래서 미국 시사주간지 타임이 선정한 10대 슈퍼푸드 중 하나로, 식이섬유가 풍부해 다이어트에도 효과적이다. 브로콜리 성분 중 하나인 설포라판은 항산화제로 전환돼 산화 스트레스 감소, 콜레스테롤 저하, 혈당 저하, 만성질환 개선 등의 효과가 있다고 한다.

브로콜리는 다이어트에도 매우 효과적이다. 브로콜리에 함유된 식이섬유는 유익한 세균의 수를 늘리고, 배변 촉진, 변비 예방, 붓기 완화, 이뇨제 역할을 한다.

브로콜리의 설포라판 성분은 최근 식품에서 항종양제로 인식되고 있는 성분 중 하나이다. 따라서 기미, 주근깨, 피부 노화 등을 예방해 노화 예방에 효과적이다. 연구에 따르면, 브로콜리는 항산화제가 풍부해서, 이 섬유소는 당뇨병 환자의 인슐린 저항성을 감소시켰다고 한다.

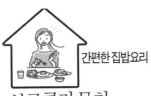

간편한 집밥요리

브로콜리 무침

브로콜리 1개
식초 약간
굵은소금 약간

[양념재료]
참기름 1큰술 반
소금 3-4꼬집
통깨 약간

●조리순서Steps●

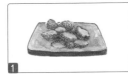

1

브로콜리는 줄기대로 하나씩 따서 준비해주고 하나씩 따준 브로콜리는 먹기 좋은 크기로 줄기체로 잘라준다.

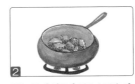

2

끓는 물에 식초와 굵은소금을 약간 넣고 1~2분 정도 삶아준다.

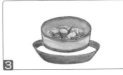

3

잘 데친 브로콜리는 찬물에 깨끗이 헹궈주고 물기가 어느 정도 빠질 때까지 채에 받쳐준다.

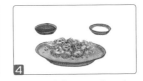

4

그 다음 데친 브로콜리를 넣고 참기름 1큰술 반 소금 3~4꼬집 넣어 조물조물 무쳐준다.

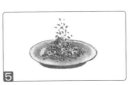

5

그리고 통깨 팍팍 뿌려주면 고소하면서도 짭짜름한 브로콜리무침이 완성된다.

붉은 살코기(지방이 없는 소고기나 돼지고기)

붉은 살의 단백질은 **혈당치의 상승을 억제**한다. 상승 스피드를 늦추는 효과가 있다. 닭고기나 터키가 가장 선택하기 쉽지만 등심 스테이크나 포크로인 같은 다른 종류의 살코기도 괜찮다.

단백질은 쇠고기 100g당 20g이 함유되어 있는데, 돼지고기는 다리 살과 목심, 닭고기 가슴살을 섭취하면 효과적으로 단백질을 섭취할 수 있다.

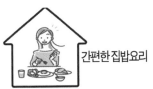

간편한 집밥요리

소고기 덮밥

●준비할 재료 ●

소고기 안심 200g
양파 1개
밥 2공기

[고기 밑간]
올리브오일 2스푼
소금 적당량,
후춧가루 적당히

[소스]
간장 3스푼,
올리고당 1스푼,
맛술 2스푼,
버터 0.2스푼

● 조리순서 Steps ●

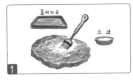

1
소고기는 안심은 밑간을 해준다.
올리브오일을 고기 전체에 고루
발라주고 소금, 후춧가루를 솔솔
뿌려 재워 둔다.

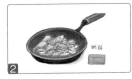

2
그사이 양파 1개를 채 썰어 달군
팬에 버터 0.5를 두르고 양파를
볶아준다.

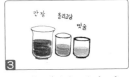

3
소스 재료인 간장 3, 올리고당 1,
맛술 2를 한데 넣어 살짝 조려 주
면 양파 볶음소스가 완성된다.

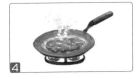

4
뜨겁게 충분히 달군 팬에 마리네
이드 한 소고기를 올려 준다. 그
리고 드시는 분 취향에 맞게 앞,
뒤로 고기를 익혀준다.

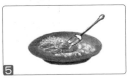

5
그릇에 밥을 적당하게 담고 그
위에 볶아 놓은 양파를 올려주고
마지막으로 안심을 먹기 좋게 썰
어 얹어주면 근사한 한 끼 소고
기 덮밥이 완성된다.

Tips

팬에 소고기를 맛있게 구우려
면 일단 팬을 뜨겁게 달궈주
고 딱 한 번씩만 뒤집어 굽는
게 좋다.

닭가슴살

 껍질을 제거한 닭가슴살은 언제 먹어도 맛있는 당뇨에 좋은 식품이다. 칼로리는 낮고 단백질 함량이 많아 다이어트에도 효과적인 식품이다. 닭가슴살은 지방이 적고 순수 단백질 함량이 높아 당뇨 관리에 좋고 콜레스테롤 수치를 낮추는 효능이 있다.

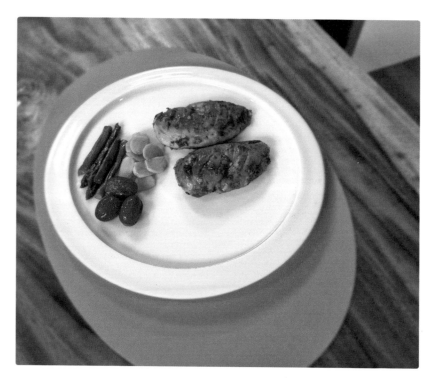

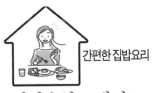

간편한 집밥요리

닭가슴살 스테이크

●준비할 재료●

닭가슴살 2쪽, 소금, 후추 약간, 아스파라거스 2개, 토마토 1/2개, 마늘 5알
[데리야끼소스 재료] 간장 2.5큰술, 설탕 1큰술, 다진마늘 1큰술, 후추 약간, 물 3큰술

●조리순서Steps●

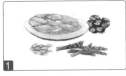

1

닭가슴살을 깨끗이 씻어 가운데 칼집을 내어 얇게 펼쳐준 뒤 소금, 후추를 뿌려 밑간을 해 준다. 닭가슴살에 간이 배는 동안 마늘은 얇게 편 썰고, 토마토는 먹기 좋게 자르고 아스파라거스는 2등분해 준다.

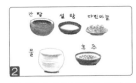

2

구이용 소스를 만든다. 간장 2 큰술 반과 설탕 1큰술, 다진마늘 1큰술, 물 3큰술 그리고 후추 톡톡 뿌려 잘 섞어 준다.

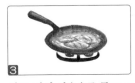

3

달군 팬에 식용유를 두르고 닭가슴살을 넣어 구워준다.

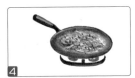

4

팬 바닥에 닭가슴살이 눌어붙지 않도록 앞, 뒤 뒤집어가며 10분간 구워주다가 마늘과 아스파라거스를 함께 구워준다.

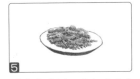

5

구워진 채소는 따로 접시에 담고 만들어둔 데리야끼 소스를 팬에 부어 닭가슴살과 함께 조려낸 뒤 준비한 채소들과 접시에 담아내시면 완성이다.

Tips 담백하고 단백질이 풍부한 닭가슴살을 구울 때 뚜껑을 꼭 덮고 익혀 줘야 안까지 잘 익으며 촉촉한 닭가슴살 구이가 된다.

애호박

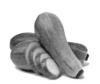

애호박 누들(일명 주들)의 인기에는 이유가 있다. 거의 어느 파스타 소스와도 궁합이 좋을 뿐만 아니라, 항산화 물질이나 식이 섬유도 풍부하기 때문에, 기존의 면류를 대신하는 **저당질의 식재료로서도 최적**인 것이다. 애호박은 매우 혈당상승지수(GI)치가 낮은 재료로, 칼로리도 낮고, 풍미도 있고, 조리법도 다양하다.

먹을 수 있는 부분 100g당 (과실, 생)
16kcal, 지질 0.1g(포화지방산 0.03g), 탄수화물 2.8g,
나트륨 1mg, 식이섬유 총 1.3g, 단백질 1.3g

애호박에는 베타카로틴이 풍부하게 함유되어 있어 항산화 작용을 하여 세포 손상을 예방하고 면역력을 강화시키며 애호박에는 비타민 A가 풍부하게 함유되어 있어 눈 건강에 도움을 주고 비타민 A는 시력을 개선하고 안구 건강을 유지하는 데 중요한 역할을 한다. 칼륨이 풍부하게 함유되어 있어 혈압을 조절하는 데 도움을 준다.

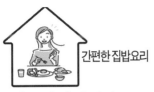

애호박버섯볶음

●준비할 재료 ●

애호박 1/2개, 양파 1/2개, 느타리버섯 1줌, 식용유
[양념재료] 들기름 1/2큰술, 다진마늘 1큰술, 간장 1큰술, 소금 약간, 참깨 약간

●조리순서(Steps) ●

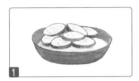

1 호박은 소금을 살짝 넣고 물기가 생길 때까지 절여준다.

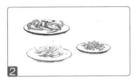

2 양파는 채 썰고, 느타리버섯은 잘게 찢어주고 고추는 송송 썰어 준비한다.

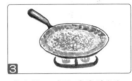

3 약한 불로 달군 팬에 식용유 1큰술, 들기름 반 큰술을 넣고 다진 마늘을 넣어 향을 내준다.

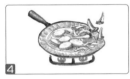

4 절인 애호박과 양파를 볶아준다. 5 호박이 익어갈 때쯤 버섯을 넣고 볶아준다.

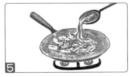

5 버섯의 숨이 죽기 시작하면 고추, 간장 1큰술을 넣어 간이 배도록 볶아준다.

6 마무리로 깨를 넣어주면 완성된다.

Tips 표고버섯이랑 당근 추가해도 맛있다.

아보카도

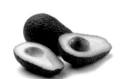

토스트 토핑으로도 사용되는 아보카도는 **저탄수화물로 불포화지방산이 많기 때문에 혈당 유지에 도움**이 된다. 어느 연구에 의하면, 아침 식사로, 탄수화물을 많이 포함한 식품을 같은 정도의 칼로리에 상당하는 아보카도로 대체하는 것으로, 혈당치의 개선으로 이어진다고 한다. 다만 안타깝게도 아보카도에는 건강에 좋은 지방이 풍부하게 들어 있기 때문에 당신이 생각하는 것보다 칼로리가 높아지게 된다.

먹을 수 있는 부분 100g당 (생)
176kcal, 지질 17.5g(포화지방산 3.03g), 탄수화물 7.9g, 식이섬유 5.6g, 나트륨 7mg, 단백질 2.1g

아보카도는 일반적인 과일과 다르게 독특한 특성을 가지고 있다. 아보카도는 특이하게 지방이 매우 많으며, 소화 가능한 탄수화물이 거의 없다. 아보카도 100g에는 탄수화물이 6g이 들어있고, 지방이 무려 약 20g 가까이 된다. 하지만, 아보카도의 지방은 건강에 매우 좋은 단일 불포화 지방의 한 종류인 올레산이 풍부하다. 연구에 의하면 아보카도의 지방은 LDL 콜레스테롤과 트리글리세리드 수치를 낮추는 데 도움이 될 수 있다. 그리고 아보카도는 비타민 C, 엽산 및 칼륨의 좋은 공급원이기 때문이다.

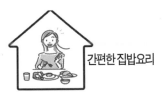

아보카도 브로콜리 샐러드

●준비할 재료 ●

브로콜리 5컵 (500g)
잘 익은 아보카도 1개
디종 머스터드 2숟갈
(40g)
육두구 3숟갈 (30g)
소금 1숟갈 (15g)
잘게 다진 파슬리 2줄
올리브 오일 2숟갈
(30ml)
레몬즙 3숟갈 (45ml)

●조리순서Steps ●

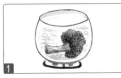

1 줄기를 포함한 브로콜리를 썻은 뒤 5분간 찐다. 본연의 녹색이 사라지지 않도록 주의해야 한다. 이 과정이 이번 레시피의 중요한 부분이다.

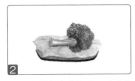

2 브로콜리를 찐 다음 따로 보관해 두면서 식힌다.

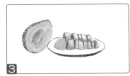

3 브로콜리를 식히는 동안 아보카도의 껍질을 벗기고 깍둑썰기를 한다. 얇은 접시나 샐러드 그릇에 담아 준다.

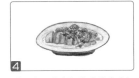

4 아보카도에 간을 하기 위해 파슬리, 소금, 흑후추를 넣고 약간의 올리브 오일을 뿌린다. 그릇에 따뜻한 브로콜리를 넣고 잘 섞어 준다.

Tips

아보카도에 함유되어 있는 엽산은 아미노산의 일종인 호모시스테인 수치를 낮춰 뇌신경 손상 위험과 우울증 위험을 억제해주고 치매도 예방해준다.

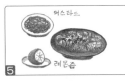

5 드레싱으로 머스터드와 소량의 레몬즙을 뿌리는 것으로 마무리한다.

계란

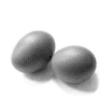

영양가 높은 계란은 당뇨에 좋은 식품이다. 계란은 탄수화물 함량이 낮아 많이 먹어도 혈당을 올리지 않는다. 체중 감량에도 좋은 계란을 당뇨 식단에 추가하면 아주 좋다. 몇 가지 연구 결과가 보여주듯이 매일 달걀을 먹으면 당뇨병 위험을 키울 수 있으므로 과식에는 주의가 필요하다. 영양이 풍부한 달걀은 놀라울 정도로 여러 가지 쓰임새가 있다. 야채와 함께 스크램블 에그로 만들어 아침에 먹어도 좋고, 언제든지 먹을 수 있도록 삶은 달걀로 만들어 냉장고에 넣어 두어도 좋다.

Point **단백질을 적극적으로 섭취하고 싶을 때는 계란 흰자를 먹는다.**

계란 하나에 포함되어 있는 것은
72kcal, 당질 0.5g, 단백질 6g(하루 섭취량의 12%)

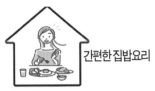

간편한 집밥요리

순두부 계란찜

●준비할 재료●

순두부 1봉, 계란 3개

[양념재료] 다시마 우린물 2컵, 새우살 50g, 다진 파 1큰술, 소금 1.5티스푼, 맛술 1큰술, 참기름 조금, 후추 조금

●조리순서Steps●

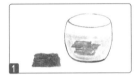

1 다시마 우린 물을 준비한다.

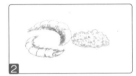

2 새우살은 다진다.

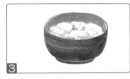

3 뚝배기나 냄비에 순두부를 한 큰술씩 떠서 넣은 다음 소금 1 티스푼을 골고루 뿌려 간한 다.

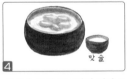

4 다시마 우린 물 5컵에 계란 5 개를 잘 풀어 맛술 2큰술을 넣 어 섞는다.

5 푼 계란 물에 다진 새우살 과 다진 파를 넣고 골고루 섞는다.

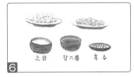

6 소금 2티스푼과 참기름, 후추 를 약간씩 넣어 간을 한다.

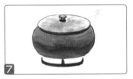

7 순두부 위에 부어 약한 불에 뚜껑은 덮어 찐다. 속까지 골 고루 쪄지면 불에서 내린다.

Tips 보들보들하고 담백한 순 두부 계란찜이 단백질을 보충해준다.

139

두부

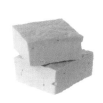

어느 연구 결과에 의하면, (두부나 완두콩, 두유) 콩을 기본으로 한 식품을 포함한 식사는, 2형 당뇨병 리스크의 저감으로 이어진다고 한다. 두부는 고단백질 고기 대용품이 되는 반면 풋콩은 샐러드 토핑으로 제격이다. 두부가 당뇨병을 예방하는 좋은 두 가지 이유는 **저당질, 저칼로리이며, 다양한 영양이 풍부한 식품이다. 특히 단백질을 많이 함유하고 있기 때문에 혈당의 상승을 완만**하게 한다. 또한 두부에 포함된 식이섬유는 당의 흡수를 느리게 하고 혈당치의 급격한 상승을 억제하는 것을 도와기도 한다. 또한 이소플라본은 인슐린의 작용을 돕기 위해 간접적으로 혈당을 낮추는 도움을 주는 역할을 한다. 두부 같은 콩 식품에는 단백질이 풍부하게 들어 있다. 시금치나 야채를 조합하면, 점심이나 저녁 식사에도 좋다.

3온스(약 85g)의 두부에 포함되어 있는 것은
71kcal, 당질 0.8g, 단백질 9g(1일 섭취량의 18%)

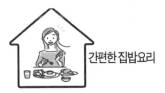

구워먹는 두부요리

●준비할 재료 ●

두부 1모
청양고추 2개
소금 약간
후추 약간
올리브유

[양념재료]
고운고춧가루
0.3스푼
다진 마늘 1스푼
맛간장 2스푼
설탕 0.5스푼
물 2스푼
들기름 약간
깨소금 약간
후추

●조리순서(Steps) ●

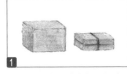

1 두부는 물기를 제거하고 양 옆으로 젓가락을 놓고 먹기 좋은 크기로 자른다.

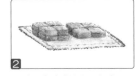

2 종이호일 위에 두부를 올리고 소금, 후추, 올리브유 약간씩 뿌린다.

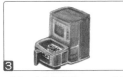

3 에어프라이어에 넣고 200도에서 20~25분간 굽는다.

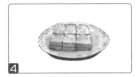

4 두부를 꺼내 그릇에 담는다.

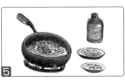

5 냄비에 들기름, 깨소금, 후추 빼고 양념 재료 넣고 바글바글 끓이다가 다진 청양고추 넣고 한소끔 끓인 뒤 불 끄고 들기름, 후춧가루, 깨소금 넣는다.

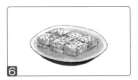

6 두부 위에 양념 올리면 맛있는 두부요리가 된다.

콜리플라워

콜리플라워는 흰쌀밥과 같은 탄수화물을 많이 함유한 식품을 대신하는 것으로 잘 알려져 있는데, 그 이유는 식감이 부드럽고 조리하면서 다양한 양념을 할 수 있기 때문이다.

잘게 썬 컵 한 잔 분량의 콜리플라워에는 식이섬유 2g, 단백질 2g, 탄수화물 5g이 들어 있다. 다행히 제2형 당뇨병 환자가 매일 200g의 토마토를 날것으로 먹으면 혈압이 개선되고 HDL콜레스테롤(착한 콜레스테롤)을 구성하는 단백질의 수치가 상승하기 때문에 심장병의 위험을 낮추는 효과를 볼 수 있다는 것이 연구에 의

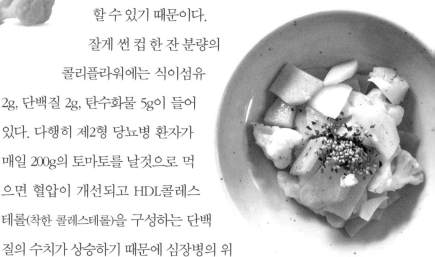

해서도 발견되고 있다. 무엇보다도 콜리플라워는 저칼로리 야채이므로 체중을 감량하거나 건강한 체중을 유지하려는 사람들에게 아주 좋은 선택이다. **섬유질이 풍부하여 소화를 돕고 장기간 포만감**을 느끼도록 도와주기 때문이다. 따라서 식욕을 억제하고 불필요한 간식을 피하고 싶다면 콜리플라워가 훌륭한 다이어트나 뱃살 빼는 데는 좋은 식재료가 될 수 있다.

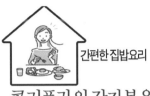

간편한 집밥요리

콜리플라워 감자볶음

●준비할 재료 ●

콜리플라워 200g, 감자 1개, 양파 50g, 파슬리 약간
[양념재료] 소금 1/3티스푼;, 후추 약간, 깨 약간

● 조리순서Steps ●

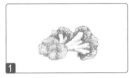

1
콜리플라워를 고를 때는 꽃봉오리가 크고 깨끗하며 모양이 둥글고 밀도가 조밀한 것이 좋다.

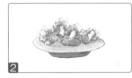

2
콜리플라워는 먹기 좋은 크기로 잘라 깨끗이 씻어 물기를 뺀다.

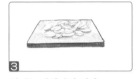

3
양파는 나박나박 썬다.

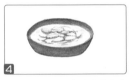

4
감자는 껍질을 벗겨 나박나박 썰어 찬물에 5분 정도 담가 녹말 기를 뺀다.

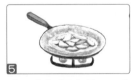

5
달군 팬에 기름을 두르고 감자를 살짝 볶는다.

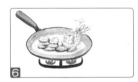

6
센 불에서 감자를 10초 정도 볶은 다음 양파를 넣고 볶는다.

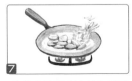

7
센 불에서 양파를 10초 정도 볶다가 콜리플라워를 넣고 볶아준다.

8
감자가 노릇하게 익었을 때 소금으로 간을 맞추고 후추를 넣어 휘리릭 볶아 주면 된다.

참치

참치에는 오메가3 지방산이 풍부하게 들어 있다. 토마토나
양파, 고수, 피망 같은 다진 야채와 함께 먹어도 좋고 소금
과 라임을 조금 뿌려 그대로 먹어도 좋다.

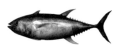

1캔의 참치에 포함되어 있는 것은
121kcal, 당질 0.1g, 단백질 27g(1일 섭취량의 54%)

생선이 우리 인체에 도움이 된다고 느끼는 이유는 바로 생선
에 함유된 영양소 때문이다. 그 영양소는 우리에게 잘 알려진 EPA(에이코
사펜타엔산)과 DHA(도코사헥사엔산)이다. EPA와 DHA는 다가불포화지방
산인데, 분자구조상 오메가3으로 불린다. α리놀렌산이 함유된 식품(등
푸른 생선인 정어리, 고등어)을 섭취하면 체내에서 EPA로 변환되었다가 이
어서 DHA로 변환된다.

EPA와 DHA에는 우리 신체에 꼭 필요한 지방산이 함유되어 있다. DHA
는 뇌신경계포막의 중요한 구성성분으로 눈 건강, 뇌 건강, 기억력향상,
유아기 신경 등에 도움을 준다.

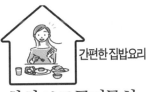

간편한 집밥요리

참치 브로콜리무침

●준비할 재료●

브로콜리 1송이, 캔 참치 150g
[양념재료] 간장 0.7밥숟가락, 올리고당 0.5밥숟가락, 깨 간 것 2밥숟가락, 마요네즈 3밥숟가락, 매실청 1밥숟가락, 소금 2꼬집, 후추

●조리순서Steps●

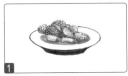

1 브로콜리는 밑동과 잎을 제거한 후 겉껍질을 벗기고 먹기 좋게 잘라서 준비한다.

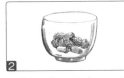

2 손질을 끝낸 브로콜리는 흐르는 물에 가볍게 샤워시킨 후 식초 1 숟갈을 푼 물에 10분간 담갔다 건져둔다.

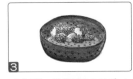

3 팔팔 끓는 물에 굵은소금 반 스푼을 넣고 브로콜리를 넣은 후 1분간 데친 후 체에 밭쳐 헹구지 말고 그대로 식혀준다.

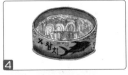

4 브로콜리가 식는 동안 참치는 뚜껑을 열어 발암물질이 날아가게 잠시 두고 소스를 만든다.

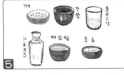

5 볼에 부순 깨 2, 간장 0.7, 올리고당 0.5, 마요네즈 3, 매실청 1, 후추 약간을 섞어 참깨 마요 소스를 만든다. 기호에 따라 매실청 대신 식초와 머스터드소스를 약간 첨가하셔도 좋다.

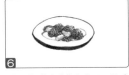

6 소스가 만들어졌다면 브로콜리 먼저 넣어 간을 보고 소금을 기호에 맞게 추가한다.

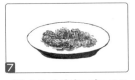

7 기름기 쭉 뺀 참치를 넣고 브로콜리에 양념을 먼저 입혀주고 가볍게 버무려 주면 완성이다.

Tips

마요네즈의 양이나 단맛 등은 기호에 맞게 가감하시면 된다.
데친 브로콜리를 헹구지 않고 식히면 맛도 보존되고 저장이 좀 더 오래간다.

토마토

미국 타임지가 선정한 10대 슈퍼 푸드 중 하나인 토마토는 각종 비타민과 칼

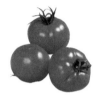

륨, 식이섬유가 풍부하다. 개당 22kcal 정도로 열량은 매우

낮지만 높은 포만감을 자랑해 체중 감량을 돕는다. 토마

토 100g에는 5g의 탄수화물의 함유하고 있고 수많은

영양분과 활성화 물질로 가득한 건강에

매우 좋은 과일이다.

먼저, 토마토는 높은 수분 함량과

낮은 칼로리로 체내 물질 대사를 촉진하여

다이어트에 도움이 되며 식이섬유가 풍부

해 소화를 촉진하고 대사 속도를 높여 체내

독소를 제거하는 것을 돕는다. 높은 비타민

C 함량으로 인해 세포 근육, 피부 등 건강에 매

우 중요한 부분을 보호하는 역할을 할 수 있다.또

한 낮은 칼로리와 수분 함량이 높아 다이어트에 효과가 있으

며 리코펜이 체내의 지방산화를 촉진시켜 체중을 감량시켜주는 효과가 있

다

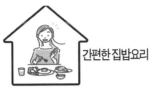

간편한 집밥요리

계란토마토시금치볶음

●준비할 재료●

토마토 2개
(방울토마토)
계란 3개
시금치 1/2줌
다진마늘(통마늘)
1.5큰술
소금 1꼬집
후추 약간
설탕 1/4큰술

●조리순서Steps●

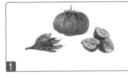

1
시금치는 씻어서 적당히 먹기 좋게 약 2등분으로 썰어주고 토마토는 4등분 하여 준비하고, 방울토마토는 2등분 해서 준비한다.

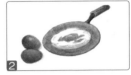

2
계란을 풀어서 달군 팬에 저어가며 달달 볶아서 스크램블을 만든 다음 다른 그릇에 옮겨 놓는다.

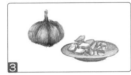

3
팬을 달군 뒤 다진 마늘이나 통마늘을 편으로 썰어서 기름에 볶아 마늘향을 내어 준 후, 토마토와 소금 한꼬집, 후추 약간을 넣어 볶아 준다.

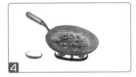

4
토마토를 볶다가 볶은 계란과 시금치를 넣고 준비한 설탕을 넣어 한소끔 더 볶아 준 후 불을 끈다.

Tips

마늘 대신 파를 넣고 파기름을 내주면 파향의 색다른 맛을 느낄 수 있다.

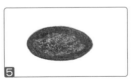

5
설탕과 소금은 기호에 맞게 적절하게 넣으면 완성된다.

검은콩

식물성 단백질이 풍부한 **검은콩은 많이 먹어도 혈당을 올리지 않는다.** 당뇨에
좋은 검은콩은 비타민 B, 마그네슘, 철, 엽산, 식이 섬유
를 함유한 식품이다. 콩은 식물성 단백질과 식이섬유
가 풍부해 건강한 콜레스테롤 수치, 혈당치를 유지
하는 데 도움을 준다. 다진 양파, 토마토, 고수, 올리
브 오일과 곁들이면 맛있는 반찬이 된다.

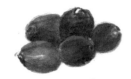

1컵의 검은 콩에 포함되어 있는 것은
114kcal, 당질 20g(1일 섭취량의 7.3%), 단백질 7g(1일 섭취량의 14%)

검은 콩에는 혈관을 확장시켜 혈압을 낮춰주는 비
타민E와 칼륨, 혈관근육을 부드럽게 해 주는 칼
슘이 풍부하다. 비타민B12와 엽산, 베타카로
틴, 육류의 4배나 되는 유기철 등이 있다. 의
사들이 고혈압 환자에게 검은 콩을 권하는
이유다.

특히 약콩, 서리태 등으로 불리는 검은 콩 껍
질에는 황색 콩 껍질에서 발견되지 않는 글리시테
인이라고 하는 특수한 항암물질이 g당 500u 이상이 들
어 있다. 특히 유방암, 난소암, 전립샘암, 심장병, 골다공증 등을 예방하
는 데 탁월하다.

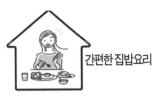
간편한 집밥요리

식약처에서 권장하는 쇠고기와 검은콩 요리

●준비할 재료●

갈은 소고기 50g
서리태 30g
셀러리 3g
양파 7.5g
청피망 4.5g
토마토 61.5g
베이컨 4.5g
현미 30g
닭육수 30g
물 40.5g
마늘다진것 0.8g
월계수잎 0.2g
건타임 0.3g
후춧가루 0.2g
케이엔페퍼 0.2g

Tips

백발이나 탈모 증세에도 좋다. 검은 콩에 많이 함유된 아미노산 중 모발의 성장에 꼭 필요한 영양 성분인 아르기닌은 모발 성장을 촉진시켜 주는 나이트릭 아크사이드(Nitric Oxide)의 대사전구 물질이다.

●조리순서Steps●

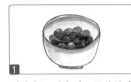

1 서리태를 2시간 정도 물에 불려 둔다.

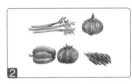

2 셀러리, 양파, 청피망, 토마토를 굵게 다지고 베이컨은 얇게 채 썬다.

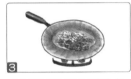

3 팬에 식용유를 두르고 다진 마늘을 넣어 볶아 향을 낸 뒤 다진 소고기를 넣어 볶는다.

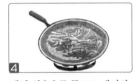

4 팬에 식용유를 두르고 베이컨, 양파, 셀러리, 토마토, 청피망 순으로 넣어 볶는다.

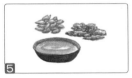

5 냄비에 현미, 볶은 소고기, 닭 육수를 넣어 현미가 반쯤 익도록 끓인다.

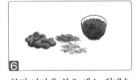

6 불린 서리태, 볶은 채소, 월계수잎, 타임, 케이엔페퍼를 넣고 현미와 서리태가 완전히 익도록 낮은 불에서 은근히 끓인다.

마늘

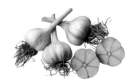

제2형 당뇨병의 경우 마늘은 비밀병기와 같다. 우선 마늘을 먹어야 공복 혈당을 개선할 수 있다는 연구 결과가 있다. 여기에 평소 생소했던 채소의 맛을 더욱 맛있게 만들어 주는 것이다.

특히 일리신은 체내에서 비타민B1과 결합하면 알라티아민이란 물질로 변화되는데, 이것은 비타민B1의 흡수율을 높여주기 때문에 피로회복에 효과적이다.

그리고 비타민B1은 당대사에서 빠질 수 없는 중요한 요소 중의 하나이다. 하지만 체내의 흡수율이 낮기 때문에 아무리 많은 양을 섭취해도 흡수가 미미하고 나머지는 체외로 배출되는 단점을 가지고 있다. 이런 흡수에 필요한 것이 바로 마늘에 함유된 알리신이다.

마늘의 독특한 냄새는 유황화합물인 알리신이라는 물질이다. 알리신은 강력한 살균작용과 항균작용이 있기 때문에 체외에서의 곰팡이나 병원균 증식을 예방해준다. 또 콜레스테롤 수치 상승을 억제해주기도 한다.

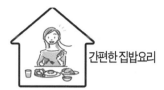

간편한집밥요리

마늘로 만드는 천연발효식초

●준비할 재료●

마늘 효소발효액 1ℓ, 막걸리 1병, 생수 3ℓ, 식초발효 병, 모시 천, 고무줄

●조리순서Steps●

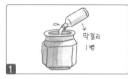

1 소독한 별도의 식초발효 병에 막걸리 1병을 붓는다.

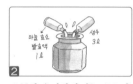

2 소독한 유리병에 마늘 효소발효액 1ℓ와 생수 3ℓ를 붓고 골고루 섞는다.

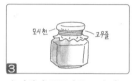

3 유리병의 주둥이를 모시 천으로 덮고 고무줄로 묶는다.

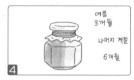

4 밀봉한 유리병을 여름에는 3개월, 나머지 계절은 6개월 이상 발효 시키면 식초가 된다.

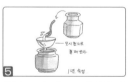

5 ④를 모시 천으로 걸러낸 다음 1년 이상 숙성시키면 천연 식초가 된다.

무

칼로리는 낮고 비타민 C가 가득 함유한 무는 당뇨에 좋다. 무로 다양한 반찬을 만들어 먹으면 당뇨에 좋다. 당뇨에 좋은 무는 칼슘, 바닐락산, 시나프산이 풍부하게 함유되어 있고 건강을 개선하는 효능이 있다.

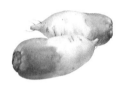

무우 효능 중 하나는 다이어트 효과도 있다. 무는 칼로리가 **100g당 22kcal밖에 되지 않는 저칼로리 식품**이다. 그리고 비타민과 식이섬유도 풍부하여 다이어트에 좋은 식단이 될 수 있으며, 칼륨도 풍부하여 붓기 제거 효과도 도와준다.

무에는 비타민과 미네랄을 비롯해 소화효소가 풍부하게 들어있기 때문에 정장작용을 한다. 무를 갈 때 세포가 붕괴되는데, 이때 이소티오시아네이트가 나타난다. 갈은 무에 매운 맛이 있는 것은 이소티오시아네이트 때문이다. 이소티오시아네이트는 살균작용을 하는데, 위장 내에서 대장균과 곰팡이가 자라는 것을 방해하는 작용이 있다.

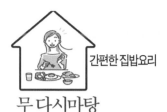

무 다시마탕

●준비할 재료 ●

무 1개, 다시마 10cm, 표고버섯 5개, 소금 약간, 후추 약간

●조리순서 Steps ●

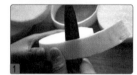

무 2cm 두께로 반달씩 썰어 껍질을 벗긴다.

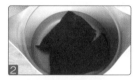

다시마두툼한 냄비에 물 5컵을 붓고 깨끗한 행주로 잘 닦아 물속에 20분간 담가 둔다.

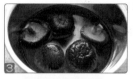

표고버섯-미지근한 물에 불리는데 그 불린 물은 버리지 말고 다시마를 담은 냄비에 넣는다.

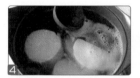

무를 다시마 속에 넣고 끓이며, 거품은 걷어낸다.

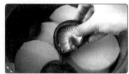

1시간쯤 뒤에 표고버섯을 넣은 후 물이 전부 줄어들지 않게 조심해서 약한 불로 끓인다.

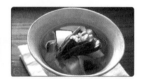

약 2시간쯤 끓이다가 소금과 후추를 넣고 간을 해서 머으면 된다.

오이

당뇨에 효과적인 식품인 오이는 주로 수분으로 구성되어 있어 **칼로리가 매우 낮은 식품**이다. 오이는 비타민, 미네랄 등이 풍부하게 함유되어 있다.

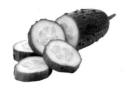

오이는 탄수화물 함량이 매우 적고, 수분이 풍부한 음식이다. 다른 음식에 비해서 비타민이나 미네랄이 별로 높지 않지만 쿠쿠르비타신 이라는 화합물을 함유하고 있어 건강에 유익한 영향을 준다.

오이에는 칼로리가 100g당 11kcal로 낮고 수분과 식이섬유도 풍부하여 다이어트에 도움이 된다. 식이섬유와 수분을 함유하고 있어 이는 장의 연동운동을 촉진시켜 장속의 유해물질과 숙변을 배출시키는데 도움을 주므로 변비는 물론 장건강에 도움을 주며, 플라보노이드와 이속케르시트린 그리고 칼륨 성분이 이뇨작용을 도와 몸속에 있는 노폐물과 독소의 배출을 도와주며 효과를 볼 수 있다.

오이는 항암효과에도 도움을 준다. 오이는 주로 칼로리가 낮아 다이어트에 좋은 과채류로 알고 있지만 오이속에는 큐커비타신 이란 성분을 함유하고 있어 이는 세포를 분열시키는 분자를 차단하고 억제시켜 주므로 각종 암을 예방하는데 도움이 된다.

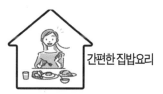 간편한집밥요리

토마토 오이무침

● 준비할 재료 ●

오이 1개
토마토 2개
양파 1개
노란 파프리카 1/2개

[양념재료]
깨소금 2큰술
식초 2큰술
설탕 1.5큰술
간장 1큰술
올리브오일 1큰술,
소금 1꼬집
후춧가루 1꼬집

● 조리순서 Steps ●

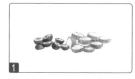
1

오이는 흐르는 물에 깨끗하게 씻으면서 잔가시를 제거하고 반으로 갈라 속을 파낸 후 1cm 간격으로 썬다.

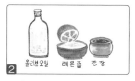
2

토마토는 꼭지를 제거하고 12 등분 한다.

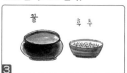
3

양파는 최대한 가늘게 채 썰고 노란 파프리카는 0.3cm 간격으로 썬다.

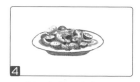
4

그다음 볼에 손질한 모든 재료와 양념을 넣고 골고루 섞으면 토마토 오이무침 완성이다.

양상추

샐러드의 대표적인 재료는 낮은 혈당상승지수(GI) 재료로 사용하면 편리하다. 특히 로메인 상추는 비타민 C와 엽산이 듬뿍 함유되어 있다.

100g당
11kcal, 지질 0.1g(포화지방산 0.01g), 탄수화물 2.8g, 식이섬유 1.1g, 나트륨 2mg, 단백질 0.6g

간식으로 좋은 견과류

아몬드, 호두, 피스타치오, 헤이즐넛, 캐슈넛 등.

호두는 (이 루콜라와 민트 페스트를 사용한 퀴노아 리조또 같은) 요리에도 사용할 수 있고, 그대로 먹을 수도 있다.

아몬드는 비타민 E가 풍부해 피부 건강을 유지하고 노화의 징후를 줄여준다. 지질, 식이 섬유, 단백질을 포함하고 있기 때문에 포만감이 계속 되어, 다른 식사의 과식을 적게 해 주기 때문에, 최적의 간식이다.

아몬드와 마찬가지로 해바라기씨도 칼로리가 높지만 불포화지방산이 풍부해 만족감을 얻기 쉽다. 샐러드나 요구르트에 올리거나 과일 위에 뿌리면 바삭한 식감을 즐길 수 있다.

두유

우유가 맞지 않는 사람은 두유가 좋다. 음료로 단백질을 섭취하고 싶은

사람에게 두유는 훌륭한 선택지다. 우유 대신 식생활에 접목해 보는 것
도 좋다.

요거트(무설탕 플레인 요거트)

미국 식품의약청(FDA)이 요거트 섭취가 당뇨병 위험을 줄인다는 주장을
관련 제품에 표시할 수 있도록 허용했다. 워싱턴포스트 등 주요 외신에
따르면 FDA는 이날 프랑스 식품기업 다논이 요거트 제품에 대해 제기한
'검증된 건강 유익성 주장(Qualified Health Claims · QHC 청원을 일부 승인했
다.

이에 따라 요거트 제조사들은 제품에 '요거트를 정기적으로, 일주일에
최소 2컵(3회 제공량) 섭취하면 제2형 당뇨병의 위험을 줄일 수 있다. FDA
는 이 주장을 뒷받침하는 정보가 제한적이라고 결론 내렸다' 는 맥락의
문구를 표기할 수 있게 됐다.

QHC는 특정 식품이나 성분이 특정 질환의 예방 등에 효과가 있다는 점
이 일부 인정됐을 때 식품업체 등이 광고나 포장지에 이를 소개할 수 있
도록 하는 제도를 의미한다.

이는 효능이 치밀하게 과학적으로 입증된 '승인된 건강 유익성 주장'
(Authorized Health Claims · AHC) 보다는 낮은 등급이다. 요약하면 '과학적
근거는 있으나, 단정할 수는 없다' 는 맥락에서 내려지는 승인 방식이다.
이에 요거트 제조사는 요거트 섭취와 당뇨의 관계성에 대해 홍보할 때는

단정적인 표현은 지양해야 하고, 상반되는 증거를 함께 표시해야 한다.

앞서 다논은 지난 2018년 요거트가 제2형 당뇨병 위험을 줄인다는 과학적 증거가 점점 더 설득력을 얻고 있다며 제품에 이 내용을 표기할 수 있도록 해달라는 QHC 청원서를 제출했다.

요거트가 당뇨에 좋다는 연구는 과거부터 있었다.

지난 2014년 미국 하버드대 공중보건학과 프랭크 후 교수팀은 요거트를 많이 섭취하는 사람일수록 **제2형 당뇨병 발병을 예방할 수 있다고 미국심장학회(AHA)가 발행**하는 국제 학술지 '서큘레이션'(Circulation)에 발표한 바 있다. 연구팀이 약 20만명의 식습관을 조사한 결과, 하루 요구르트 섭취량이 28g(두 스푼) 정도 먹는 것으로 제2형 당뇨병 발병률은 18%, 즉 5분의 1 정도가 줄어드는 것으로 나타났다. 하지만 설탕이 많은 요거트는 오히려 당뇨 위험을 높일 수도 있다.

Chapter 05

식품교환표만 알아도
당뇨병 절반은 성공이다

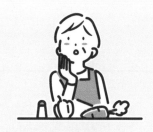

식품교환표만 알아도
당뇨병 절반은 성공이다

식품교환표만 알아도 당뇨병 절반은 성공이다

최근 외식의 증가, 불규칙한 식사 습관 등 잘못된 식생활로 인해 고혈압, 당뇨병, 심혈관 질환, 뇌혈관 질환, 위암과 같은 만성 질환이 증가하고 있는데, 잘못된 식습관은 이러한 성인병을 일으키는 주요 원인의 하나이다. 특히 편식은 좋은 음식을 찾아 먹는 것으로 포장하기 쉽지만 아무리 몸에 좋은 음식이라도 적정량 이상 섭취하는 것은 의미가 없고, 오히려 고른 영양소의 섭취를 방해하여 영양 불균형 상태를 초래하게 된다. 건강을 위해 필요한 영양소를 골고루 갖춘 균형 있는 식단을 세우는 것은 거창한 일이 아니다. 누구나 손쉽게 할 수 있는 식단 짜기의 기본공식을 알아보자.

 ## 균형 잡힌 식사의 중요성

균형 잡힌 식사란 모든 영양소가 골고루 적당량 포함되어 있는 식사를 말한다. **3대 영양소의 이상적인 섭취비율은 탄수화물 55~60%, 단백질 15~20%, 지방 20~25%**이며, 식품을 구성하는 6가지 식품군이 골고루 포함되도록 식단을 작성하면 이 비율에 맞게 식단을 짤 수 있다.

식품교환표의 구성

식품교환표는 6가지 식품군의 섭취를 통한 균형 잡힌 식사와 수분 섭취의 중요성, 적절한 운동을 통한 비만 예방이라는 기본 개념을 나타내는 모형이다. 6개의 식품군은 식품의 종류와 영양소 조성에 따라 곡류, 고기(생선, 계란, 콩류), 우유(유제품류), 채소류, 과일류로 나뉜다. 자신의 필요열량(kcal)을 mL로 바꾼 양이 대략적인 하루 수분 필요량이다. 만약 필요열량이 2,100kcal라면, 수분 또한 2,100mL 정도 섭취하는 것이 좋다.

하루 섭취열량의 식품군별 권장 구성 비율을 나타낸다.

곡류는 성인 남성의 경우는 아침 1공기, 점심과 저녁은 각각 1.5공기를 섭취하거나, 또는 아침과 점심은 1.5공기, 저녁은 1공기 정도 섭취하고, 중간에 간식을 먹었다면 그 양에 따라 0.5공기 정도 줄여 먹는다.

고기, 생선, 계란, 콩류 등 단백질 식품은 하루 3접시(어린이)~6접시(성인) 정도로, 어린이는 한 끼에 한 접시, 어른은 한 끼에 두 접시 정도 섭취를 권장한다.

과일류와 유제품류는 각각 하루 1~2회 섭취를 권장한다.

식품 교환 방법을 알아야 한다.

식품교환표는 우리가 일상생활에서 섭취하고 있는 식품을 영양소의 조성이 비슷한 것끼리 모아 곡류군, 어육류군, 채소군, 지방군, 우유군, 과일군의 총 6가지 식품군으로 분류한 것으로, **같은 식품군 안에서는 서로 교환해서 섭취할 수 있도록 만든 표**이다. 각 식품군 안에 있는 식품 하나하나의 양을 '1교환단위' 라고 한다.

예를 들어 **밥 1/3공기와 빵 1쪽은 곡류군의 1교환단위로 같은 열량을 내며, 서로 교환**해서 먹을 수 있다.

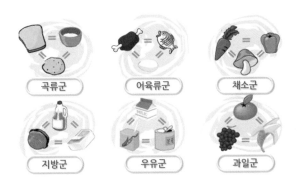

**같은 식품군내에서만 교환 단위끼리 바꾸어 식단을 짤수 있지만
밥과 삼겹살은 같은 식품군이 아니라서 교환할 수가 없다.**

식품 교환표

같은 식품군내에서만 교환 단위 끼리 바꾸어 식단을 짤수 있다.

식품군	열량 (당질 단백질 지방)	식품군별 1교환 단위							
곡류군	100Kcal 23g 2g 0g	밥1/3공기 70g	식빵1장 35g	삶은 국수 1/2공기 90g	인절미3개 50g	감자1/2개 140g	옥수수1/2개 50g	도토리묵 1/2모 200g	고구마1/ 70g
어육류군 저지방	50Kcal 0g 8g 2g	살코기 1토막 40g	조기1토막 50g	꽃게1마리 70g	멸치1/4컵 15g	오징어몸통 1/3 50g	새우3마리 50g	북어채 15g	굴1/3 70g
어육류군 중지방	75Kcal 0g 8g 5g	돼지안심 40g	소등심 50g	고등어1토막 50g	꽁치1토막 50g	검은콩 2큰술 55g	달걀1개 55g	두부1/5모 80g	어묵1 50g
어육류군 고지방	100Kcal 0g 8g 8g	치즈 1.5장 30g	삼겹살 40g	런천미트 40g	양념갈비 1토막 50g	참치통조림 1/3캔 50g	뱀장어 1토막 50g	베이컨1+ 1/4장30g	프랑크소 1개+1/3가
채소군	20Kcal 3g 2g 0g	오이 70g	당근 70g	애호박 70g	표고버섯 3개 50g	브로콜리 50g	단호박1토막 40g	연근 5토막 40g	데친 시금 70g
지방군	45Kcal 0g 0g 5g	식용유 1작은술 5g	버터1작은술 5g	마요네즈 1작은술 5g	흰깨 1큰술 8g	아몬드 7개 8g	땅콩 8개 8g	호두 1.5개 8g	잣1큰 (50알)
우유군 일반	125Kcal 10g 6g 7g	흰우유 200ml	두유 200ml	요구르트 150ml	요거트 100ml				
과일군	50Kcal 12g 0g 0g	사과1/3개 80g	배1/4개 110g	귤 1개 120g	바나나1/2개 50g	포도알 19알 80g	단감 50g	수박1쪽 150g	딸기 7개 150g

대한당뇨병학회 자료

Chapter 06

식품 교환표를
이용하여 **저당식품으로**
당뇨식단을 만들어 보자

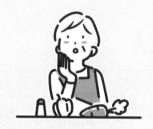

식품 교환표를 이용하여
저당식품으로
당뇨식단을 만들어 보자

식품 교환표를 이용하여 저당식품으로 당뇨 식단을 만들어 보자

첫 번째, 나에게 맞는 하루 총 열량을 구하는 방법은?

자신의 하루 총 필요열량을 구하려면 **표준체중, 활동수준, 비만도, 체중 1kg당 필요열량**을 알아야 한다.

Step 01   **표준체중 구하기**

성별, 신장에 따라 다음과 같이 표준체중을 계산한다.

표준체중 구하는 계산법

남자의 표준체중(kg) = 키(m) × 키(m) × 22

여자의 표준체중(kg) = 키(m) × 키(m) × 21

예를 들어 남자 키가 173cm라면

표준체중은 (1.73m × 1.73m) × 22 하면 약 65.84kg이 표준체중으로 된다.

Step 02   **나의 활동수준 알아보기**

자신의 평소 활동수준을 알아야 하루 필요한 열량을 구하는데 중요한 기준이 된다. 체중외에 나이, 성별, 활동정도, 활동시간 등에 따라 필요한 열량이 달라진다. 그날그날마다 달라질 수 있지만 자기의 생활습관이라서 크게 달라지지는 않는다.

가벼운 활동 24 (앉아서 하는 일이나 사무직, 노인 등)

보통 활동 30 (보통의 속도로 걷는 운동, 가사노동, 임산부 등)

심한 활동 35 (등산, 빠르게 달리기, 노무자, 운전사, 수유부 등)

Step 03   나에게 필요한 열량 구하기

표준체중을 알았다면 그 체중에 맞는 하루 열량을 섭취해야 한다.

● 신체 활동이 거의 없는 사람일 경우 열량은

  (표준체중×24) - 30(kcal)가 하루 열량이다.

● 신체 활동이 보통에 해당하는 경우의 열량은

  (표준체중×30) - 35(kcal)가 하루 열량이다.

● 심한 육체활동을 하는 경우의 열량 구하는 방법은

  (표준체중×35) - 40(kcal)가 하루 열량이다.

예를 들어 앞에서 키 173cm의 표준체중은 65.84kg이라면

보통 사무직에서 근무할 때 필요한 하루 열량은

(65.84 30) - 35= 1,940kcal를 아침, 점심, 저녁으로 나눠서 섭취하면 된다.

다만 비만일 경우는 **하루 필요한 열량에서 500kcal 정도 줄여서 섭취**하면 되고

저체중일 경우는 **500kcal 정도 더 섭취**하면 된다.

나의 비만도 구하는 방법

BMI(Body Mass Index)는 체중과 키를 이용하여 비만도를 측정하는 방법

이다. 비엠아이 계산기는 비만도를 측정하는 가장 일반적인 방법 중 하

나이다. 손쉽게 나의 비만도를 측정할 수 있다는 점에서 많이 이용하는

방식이다..

BMI = 체중(kg) ÷ (신장(m) × 신장(m))

예를 들어 체중 62kg, 신장 170cm라면 62÷(1.7×1.7)=21.45이다. 따라서

이런 경우에는 정상 체중으로 생각할 수 있다.

분류	BMI
저체중	<18.5
정상	18.5~22.9
과체중	≥23
비만전단계	23~24.9
1단계 비만 (중등도비만)	25~29.9
2단계 비만 (고도 비만)	>30

Step 05 **식품교환표의 교환 단위 수 알기**(식품표환표 참조)

하루에 섭취해야 할 교환단위 수의 끼니별 분배해 보자본인의 총 필요

열량별로 하루에 섭취해야 할 식품군의 교환단위 수를 아래 표를 이용하

여 세 끼의 식사와 한 번 정도의 간식으로 나누어 분배한다.

열량별 식품군의 교환단위 수 알기

 식품은 영양소 구성이 비슷한 것에 따라 6가지로 나뉜다. 곡류, 어육류, 지방류, 과일류, 우유 등이다.

 만일 같은 식품군내에서 동일한 영양성분과 열량을 가진 식품이라면 서로 바꾸어 먹어도 된다.(주의해야 할 것은 아무 식품이나 바꿔서 먹을 수 있는 것은 아니다)

 예를 들면 곡류군의 1교환 단위는 탄수화물 23g, 단백질 2g을 함유하고 있으며 100kcal를 내는 식품으로 쌀밥 3분의 1공기(70g), 삶은 국수 2분의 1 공기(90g), 식빵 1쪽 등으로 바꾸어 먹을 수 있다.

 쉽게 말하면 같은 곡류군 단위에서 열량에 맞게 바꾸어 먹으면 된다.

 예를 들어 하루 2,000kcal의 열량이 필요한 사람이라면 곡류군 10단위, 어류군 5단위, 지방군 4단위, 과일군 2단위, 우유군 2단위를 세 끼를 나누어 먹으면 된다.

 끼니별 식사량 정하는 방법은 아침이나 저녁보다 활동성이 많은 점심에 더 분배하는 것이 좋다. (곡류군에 해당하는 밥 3분의 1 공기(70g)과 식빵 1쪽(35g)은 열량과 영양소 함량이 비슷하여 서로 교환에 먹을 수 있지만 삼겹살이나 식빵2쪽을 바꾸어 먹지 못한다)

식단을 짜기 위해 기본적으로 알아야 할 kcal 별 식단 구성표

열량/식품군	곡류군	어육류군		채소군	지방군	우유군	과일군
		저지방	중지방				
1,000	4	1	2	7	2	1	1
1,100	5	1	2	7	2	1	1
1,200	5	1	3	6	3	1	1
1,300	6	1	3	6	3	1	1
1,400	7	1	3	6	3	1	1
1,500	7	2	3	7	4	1	1
1,600	8	2	3	7	4	1	1
1,700	8	2	3	7	4	1	2
1,800	8	2	3	7	4	2	2
1,900	9	2	3	7	4	2	2
2,000	10	2	3	7	4	2	2
2,100	10	2	4	7	4	2	2
2,200	11	2	4	7	4	2	2
2,300	11	3	4	8	5	2	2
2,400	12	3	4	8	5	2	2
2,500	13	3	4	7	5	2	2
2,600	13	3	5	8	5	2	2
2,700	13	3	5	9	6	2	3
2,800	14	3	5	9	6	2	3

(참고 : 식품교환표 대한영양사협회, 2010
당뇨병 식품교환표 활용지침 제3판, 2010)

당뇨병 권장 식단

1500kcal 식단 예시

아침, 점심, 저녁 각각 500 kcal

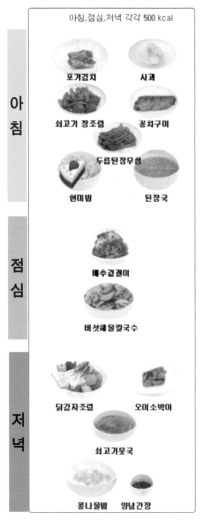

아침
- 포기김치 / 사과
- 쇠고기 장조림 / 꽁치구이
- 두릅된장무침
- 현미밥 / 된장국

점심
- 배추겉절이
- 버섯해물칼국수

저녁
- 닭감자조림 / 오이소박이
- 쇠고기뭇국
- 콩나물밥 / 양념간장

1800kcal 식단 예시

아침, 점심, 저녁 각각 600 kcal

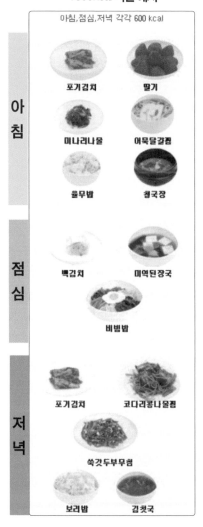

아침
- 포기김치 / 딸기
- 미나리나물 / 어묵달걀찜
- 율무밥 / 청국장

점심
- 백김치 / 미역된장국
- 비빔밥

저녁
- 포기김치 / 코다리콩나물찜
- 쑥갓두부무침
- 보리밥 / 김칫국

식단을 짜기 위해 식품 정하는 방법

기본적으로 식단을 짤 때는

● **곡류**는 하루 2~4회 정도

● **고기, 생선, 달걀, 콩류**는 하루 3~4회

● **채소류(나물, 생채, 쌈 등)**는 매 끼니마다 2가지 이상

● **과일류**는 하루 1~2개

● **우유나 두유**는 하루 1~2컵 정도는 기본적으로 먹어야 하는 것을 염두에 두고 식단을 짜는 것이 좋다.

예를 들어 앞에서 나온 173cm에 하루 2,000kcal의 열량이 필요한 사람의 아침, 점심, 저녁 식사를 3번으로 나눈 아침식단을 짜보자.

아침에 곡류군 3단위, 어류군 2단위, 채소군 2단위를 먹기로 했다면

● 곡류군에 3단위에 해당하는 잡곡밥 1공기(210g)

● 어류군에 2단위에 해당하는 연두부 5분의 2토막(150g)

● 채소군에 2단의에 해당하는 콩나물 국 1그릇(70g)과 미역줄기볶음 1접시(70g)을 먹으면 된다.

외식의 칼로리 열량

범위	음식
250이상 ~ 300 미만	녹두전, 채소죽
300이상 ~ 350 미만	불고기, 생등심, 고기만두, 김치만두, 해물파전, 영양죽
350이상 ~ 400 미만	김치전, 김밥, 전복죽
400이상 ~ 450 미만	된장찌개, 청국장찌개, 낙지볶음, 생선초밥, 수제비, 장어날치알밥
450이상 ~ 500 미만	김치찌개, 순두부찌개, 비빔냉면, 회냉면, 보쌈, 추어탕, 설렁탕, 진곰탕, 내장탕, 돼지갈비, 장터국수, 쇠고기국밥, 대구탕, 메밀국수, 기스면, 탕수육
500이상 ~ 550 미만	채소비빔밥, 물냉면, 불낙전골, 육개장, 회덮밥, 라면, 유부초밥
550이상 ~ 600 미만	비빔밥, 닭볶음, 양념갈비구이, 갈비찜, 삼겹살, 짬뽕, 떡만두국, 돌냄비우동
600이상 ~ 650 미만	꼬리곰탕, 김치볶음밥, 카레라이스, 칼국수
650이상 ~ 700 미만	자장면, 오므라이스
700이상 ~ 750 미만	갈비탕, 일식도시락, 볶음밥
750이상 ~ 800 미만	
800이상 ~ 850 미만	삼계탕
850이상 ~ 900 미만	안심스테이크, 생선가스, 햄버그스테이크
900이상 ~ 950 미만	
950이상 ~ 1,000미만	돈가스
1,000이상 ~ 1,050 미만	
1,050이상 ~ 1100 미만	정식

식단을 짜기 위해 기본적으로 알아야 할 kcal 표

양을 줄여서 칼로리를 맞추도록 한다.

밥죽면류				
쌀밥 210g 300kcal	보리밥 210g 300kcal	비빔밥 410g 600kcal	단팥죽 210g 330kcal	생선초밥 10개 150g 300kcal
짬뽕 550g 700kcal	라면 500g 520kcal	비빔냉면 400g 600kcal	김밥 1줄 290g 460kcal	자장면 450g 700kcal

국탕찌개류				
콩나물국 250g 50kcal	시금치된장국 250g 70kcal	쇠고기 미역국 250g 90kcal	북어국 250g 110kcal	순두부찌개 300g 180kcal
설렁탕 600g 350kcal	육개장 600g 350kcal	갈비탕 700g 450kcal	도가니탕 800g 500kcal	삼계탕 800g 1000kcal

김치나물				
동치미 100g 10kcal	배추김치 50g 15kcal	파김치 50 30kcal	시금치나물 50g 40kcal	애호박나물 50g 40kcal
콩나물 무침 70g 50kcal	도토리묵무침 80g 50kcal	도라지나물 50g 60kcal	옥수수샐러드 70g 110kcal	잡채 90g 150kcal

마른반찬				
김구이 10g 30kcal	멸치볶음 20g 50kcal	마늘장아찌 60g 50kcal	창란젓 30g 50kcal	무말랭이무침 30g 60kcal
달걀프라이 50g 100kcal	조기구이 1마리 80g 100kcal	불고기 1인분 200g 300kcal	꽁치구이 1마리 130g 310kcal	삼겹살구이 1인분 200g 620kcal

전 튀김류				
감자전 80g 20kcal	연근조림 40g 40kcal	쇠고기장조림 50g 80kcal	애호박전 4개 80g 90kcal	감자조림 75g 120kcal
감자전 80g 130kcal	녹두빈대떡 1장 110g 230kcal	포크커틀릿 90g 320kcal	돼지갈비찜 200g 350kcal	탕수육 190g 370kcal

조미료류				
소금 1Tbs 10g 0kcal	간장 1Tbs 13g 5kcal	고춧가루 1Tbs 7g 26kcal	마늘 1Tbs 20g 30kcal	된장 1Tbs 25g 35kcal
고추장 1Tbs 27g 34kcal	설탕 1Tbs 15g 60kcal	식용유 1Tbs 12g 110kcal	마요네즈 1Tbs 18g 118kcal	참기름 1Tbs 15g 138kcal

간식류				
어묵 80g 110kcal	초코파이 37g 170kcal	핫도그 80g 180kcal	치킨(다리) 1조각 90g 180kcal	순대 8조각 100g 140kcal
피자(R) 1조각 100g 270kcal	감자튀김 100g 320kcal	떡볶이 200g 420kcal	치즈버거 1개 150g 420kcal	새우깡 1봉 90g 460kcal

음료수 술류				
녹차 1잔 0kcal	커피 1잔(설탕+크림) 50kcal	소주 1잔 50g 70kcal	위스키 1잔 40g 90kcal	콜라 250ml 100kcal
사이다 250ml 100kcal	오렌지주스(가당) 200ml 120kcal	우유 200ml 125kcal	맥주 1병 500ml 215kcal	소주 1병 360ml 504kcal

빵 떡 류	키위 1개 70g 30kcal	딸기 6개 100g 30kcal	토마토 1개 300g 40kcal	수박 2쪽 250g 50kcal	귤 1개 100g 80kcal
	바나나 1개 135g 100kcal	사과 1개 250g 130kcal	참외 1개 200g 150kcal	배 1개 360g 150kcal	포도(중) 1송이 390g 240kcal

국 탕 찌 개 류	식빵 1쪽 35g 100kcal	인절미 5개 75g 170kcal	크림빵 1개 70g 190kcal	송편 4개 90g 200kcal	시루떡 3조각 100g 210kcal
	슈크림 1개 100g 250kcal	머핀 1개 90g 250kcal	찹쌀떡 2개 120g 280kcal	백설기 4쪽 140g 330kcal	치즈케이크 1조각 100g 330kcal

비교적 자유롭게 먹을 수 있는 음식

채소류

대부분 채소는 자유롭게 먹을 수있지만 **당질이 6g이상인 채소는 제외한다.**
당질이 6g이상 함유한 채소: **쑥, 단호박, 당근, 도라지, 고춧잎, 풋마늘, 연근, 우엉, 매생이**

해조류

곤약, 김, 미역, 우무, 한천

음료수

녹차, 홍차, 보리차, 생수, 토니워터, 옥수수수염차, 콜라 제로

향신료

겨자, 식초, 계피, 후추, 레몬

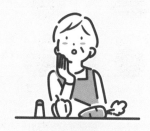

저당음식으로
식품교환표를 이용하여
쉽고 간단하게
식단짜는 방법

음식 교환하여 당뇨밥상 차리기 · 1

먼저 집에서 자주 먹을 수 있는 식단을 정해 놓는다.(예시)

때	음식	식품	단위수	대체음식
아침	보리밥 쑥국 계란찜 미역초무침 양배추샐러드 포기김치	보리밥 210g(1공기) 쑥, 된장 계란 55g(중간 것 1개) 건미역, 오이, 당근, 양배추 배추	곡류군 3 채소군 어육류군 1 채소군 채소군 채소군	현미밥, 수수밥, 쌀밥, 조밥, 팥밥 배추국, 근대국, 아욱국 병어구이, 삼치국이, 불고기 쑥갓겉절이, 상추무침 양상추샐러드, 야채샐러드 김치류(열무김치, 깍두기, 총각김치)
점심	보리밥 해물탕 두부맛지짐 표고피망볶음 실파강회 포기김치	보리밥 210g(1공기) 오징어, 홍합, 조개, 두부 80g(2~3쪽) 표고, 양파, 당근 실파 배추	곡류군 3 어육류군 1 어육류군 1 채소군 채소군 채소군	현미밥, 수수밥, 쌀밥, 조밥, 팥밥 육개장, 물오징어찌개, 달갈국, 두부국 마파두부, 닭조림, 돼지고기볶음 호박볶음, 고구마순볶음, 버섯볶음 오이생채, 느타리초회, 달래무침 김치류(열무김치, 깍두기, 총각김치)
간식	감자구이 방울토마토 우유	감자 130g(중간 것 1개) 방울토마토 250g(20개) 우유 200ml	곡류군 1 과일군 1 우유군 1	옥수수, 고구마, 식빵, 인절미 귤 1개, 배 1/4개, 사과 1/3개, 쥬스 1/2컵 두유 1컵, 분유 5스푼
저녁	보리밥 미역국 조기구이 돼지고기튀김 돈나물무침 포기김치	보리밥 210g(1공기) 미역 조기 50g 돼지고기 40g(로스용 1 장) 돈나물, 배추	곡류군 3 채소군 어육류군 1 어육류군 1 채소군 채소군	현미밥, 수수밥, 쌀밥, 조밥, 팥밥 콩나물국, 무채국, 미역냉국 돼지고기김치볶음, 소고기야채볶음 동태전, 표고전, 오징어튀김 미역무침, 부추무침, 미나리무침 김치류(열무김치, 깍두기, 총각김치)
간식	사과 우유	사과 100g(중간것 1/3개) 우유 200ml	과일군 1 우유군 1	귤 1개, 배 1/4개, 사과 1/3개, 쥬스 1/2개 두유 1컵, 분유 5스푼

음식 교환하여 당뇨밥상 차리기 · 2

같은 식품군내에서만 교환 단위 끼리 바꾸어 식단을 만든다.

어육류군 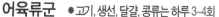●고기, 생선, 달걀, 콩류는 하루 3~4회

살코기 1토막 40g	조기 1토막 50g	꽃게 1마리 70g	멸치 1/4컵 15g	오징어몸통 1/3 50g	새우 3마리 50g	북어채 15g	굴 1/3컵 70g

돼지안심 40g	소등심 50g	고등어 1토막 50g	꽁치 1토막 50g	검은콩 2큰술 55g	달걀 1개 55g	두부 1/5모 80g	어묵 1장 50g

치즈 1.5장 30g	삼겹살 40g	런천미트 40g	양념갈비 1토막 50g	참치통조림 1/3캔 50g	뱀장어 1토막 50g	베이컨 1+ 1/4장 30g	프랑크소세지 1개+1/3개 40g

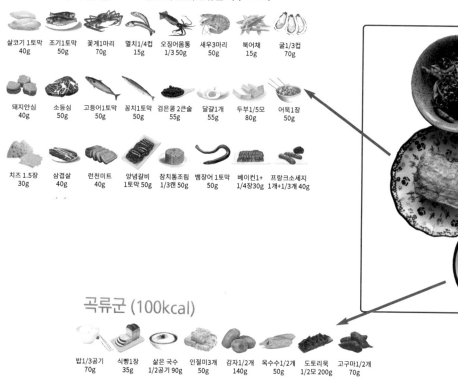

곡류군 (100kcal)

밥 1/3공기 70g	식빵 1장 35g	삶은 국수 1/2공기 90g	인절미 3개 50g	감자 1/2개 140g	옥수수 1/2개 50g	도토리묵 1/2모 200g	고구마 1/2개 70g

● 곡류는 하루 2~4회 정도
  잡곡밥으로 밥량은 되도록 작게, 매끼 시간 일정하게 먹는다.

표준 열량에서

비만일 경우는 하루 필요한 열량에서 500kcal 정도 줄여서 섭취하고
저체중일 경우는 500kcal 정도 더 섭취하면 된다.

채소군 (20kcal)

오이	당근	애호박	표고버섯 3개	브로콜리	단호박 1토막	연근 5토막	데친 시금치
70g	70g	70g	50g	50g	40g	40g	70g

●채소류(나물, 생채, 쌈 등)는 매 끼니마다
2가지 이상 충분히 먹는다.

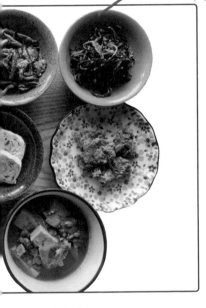

●우유나 두유는 하루 1~2컵 정도
우유군 (125kcal)

흰우유	두유	요구르트	요거트
200ml	200ml	150ml	100ml

찌개는 싱겁게,
러기 위주로 먹는다..

과일군 (50kcal) ●과일류는 하루 1~2개

사과1/3개	배1/4개	귤 1개	바나나1/2개	포도알 19알	단감	수박1쪽	딸기 7개
80g	110g	120g	50g	80g	50g	150g	150g

지방군 (45kcal)

        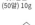

식용유	버터 1작은술	마요네즈	흰깨	아몬드 7개	땅콩 8개	호두 1.5개	잣1큰술
1작은술 5g	5g	1작은술 5g	1큰술 8g	8g	8g	8g	(50알) 10g

음식 교환하여 당뇨밥상 차리기 · 3

1800칼로리 식단 배분의 방법 예시

구 분		단위수	아 침		점 심		간 식	저 녁		간 식
곡류군		8		2		3			3	
어육류군	저지방	2				1			1	
	중지방	3		1		1			1	
채소군		7								
우유군		2								
과일군		2								

음식 교환하여 당뇨밥상 차리기 · 4

1800칼로리에서 1500 칼로리로 만드는 방법 예시

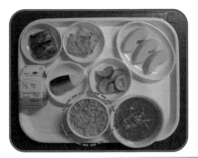 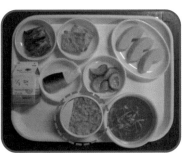

밥1/3공기 감소

1800kcal 중
한끼 600kcal 정도의 식단

1500kcal 중
한끼 500kcal정도의 식단

밥 한공기의 칼로리 기준

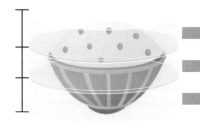

밥1공기 : 3단위 - 300 kcal

밥2/3공기 : 2단위 - 200 kcal

밥1/3공기 : 1단위 - 100 kcal

식품교환표에서 쉽게 식단 짜는 방법

예를 들어 2,000칼로리의 열량이 필요하다고 하면 곡류군에서는 하루에 10단위를 먹어야 한다.

여기서 10 단위란 무엇인지 알아야 하는데 **쌀밥의 경우 곡류군의 1단위당 70g이라 나와 있다. 즉, 곡류 10단위는 하루 쌀밥 700g을 섭취**하면 된다는 뜻이다.

이를 세끼로 나눈다면 약 233g이 되는데 2,000칼로리 소모자의 경우는 한 끼에 쌀밥을 233g을 먹으면 된다.

하지만 국수를 먹고 싶다면 같은 계산법으로 1단위 당 30g이니 하루 10단위 300g양을 먹을 수 있는 것이고 한 끼 당 100g을 먹을 수 있는 것이다.

같은 맥락으로 어육류군, 채소군 등을 같은 방식으로 맞추어 식사를 하면 영양소 균형이 잘 맞추어진 식사가 가능하다.

식품교환표를 이용하여 식품을 선택하고 식단을 작성해 보자끼니별로 분배한 식품군별 교환단위에 맞게 식품교환표 내에서 다양한 식품을 선택하여 식단을 작성한다.

Chapter 07

당뇨병에
꼭 피해야할 식품들은
무엇일까요?

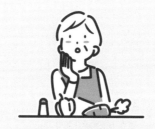

당뇨병에 피해야 할 음식은

무엇이 있을까요?

당뇨병에 피해야 할 음식은 무엇이 있을까요?

당뇨에 나쁜 음식을 알면 혈당 관리에 효과적이다. 당뇨에 나쁜 음식은 주로 흰 밥, 흰 빵, 튀김, 탄산음료, 과일잼, 아이스크림 등이 있고 주로 고도로 가공된 식품이 식후 혈당을 빠르게 올려서 혈당 관리를 어렵게 한다.

가공 식품은 당뇨에 나쁜 포화 지방, 설탕, 소금이 가득 첨가되어 있다. 음식을 해먹기 귀찮다고 당뇨에 좋지 않은 가공 식품을 먹는 것은 좋은 식습관이 아니다. 건강을 위해서라도 가공 식품 대신 신선한 채소, 고기, 유제품을 먹어야 당뇨병에 도움이 된다.

설탕이 많이 있는 식품은 당뇨에 나쁜 음식이다. 설탕이 많은 식품을 먹을수록 혈당이 빠르게 올라가고 혈당 관리가 더욱 어려워진다. 일부 과일은 당 함량이 높아서 당뇨에 좋지 않을 수 있고 과일 주스, 탄산음료, 아이스크림, 과자, 케이크, 도넛 등은 모두 설탕이 많아서 당뇨에 치명적이다.

맵고 짠 음식은 나트륨 함량이 많아 당뇨에 나쁘다. 나트륨이 신체에 많아질수록 혈액 순환이 방해가 되어 혈당을 조절하는 것이 어렵다. 찌개, 매운 음식, 국 등과 같이 자극적인 음식을 피해야 한다.

튀긴 음식은 당뇨에 나쁜 음식이다. 튀긴 음식은 혈당을 빠르게 올리지 않지만 고지혈증, 고혈압, 심장병의 원인이 되기도 하고 콜레스테롤 수치를 높이고 췌장 기능을 방해해서 피해야 한다.

당뇨 피해야 할 음식은 구체적으로 무엇이 있을까요?

떡볶이

떡볶이는 조금만 먹어도 혈당을 빠르게 올릴 수 있다. 떡볶이는 설탕, 물엿이 많이 들어 있고 떡으로 만들기 때문에 당뇨에 좋지 않은 영양소가 모두 들어 있고 식이 섬유가 부족해서 혈당을 빠르게 올리고 잘 떨어지지 않아 당뇨에 최악의 음식이다.

도넛

도너츠는 기름에 튀겨서 포화 지방 함량이 많아 당뇨에 좋지 않고 고지혈증의 위험이 높아진다. 도넛은 설탕이 많이 첨가 되어 칼로리가 높고 혈당에 좋지 않아서 당뇨를 예방하고 혈당을 낮추고 싶으면 도넛을 피해야 한다.

과일 주스

과일 주스는 의외로 약간의 비타민, 미네랄만 있을 뿐 설탕이 많이 첨가된 음식이다. 설탕이 가득 들어 있는 과일 주스는 혈당을 빠르게 올리기 때문에 당뇨에 좋지 않은 음식으로 식이 섬유가 없는 과일 주스를 마시면 혈당을 급격히 올릴 수 있다.

삼겹살

 삼겹살은 지방 함량이 많기 때문에 쉽게 살이 찌고 고혈압, 고지혈증, 심장병의 원인이 될 수 있다. 삼겹살은 당뇨에 좋지 않기 때문에 돼지고기를 먹을 때 앞다리살, 등심 같은 지방이 적은 부위를 먹는 것이 좋다.

삼계탕

삼계탕에 들어 있는 찹쌀밥은 혈당을 빠르게 올려 당뇨에 좋지 않다. 삼계탕은 칼로리까지 높아 쉽게 살이 찔 수 있고 삼계탕을 혈당 오르게 않게 먹는 방법은 찹쌀밥과 국물은 먹지 않고 닭고기만 먹는 것이다.

건조 과일

건조 과일은 칼로리까지 매우 높아 쉽게 살이 찌고 당뇨에 좋지 않다. 건조 과일은 수분이 적고 칼로리는 높으며 고지혈증, 고혈압 등의 위험을 높일 수 있고 건조 과일을 먹지 않는 것이 좋고 생과일을 조금 먹는 것이 낫다.

김밥

 김밥 1줄에는 밥 한 공기 이상이 들어 있어 탄수화물 함량이 들어 있다. 김밥의 재료는 설탕과 물엿으로 양념으로 하기 때문에 혈당을 빠르게 올려 당뇨에 좋지 않고 김밥을 당뇨에 좋게 먹기 위해서는 밥 양을 최대한 줄이고 계란을 더 많이 추가해서 먹는 것이 좋다.

비타민 음료

비타민이 들어 있어 건강에 좋은 것으로 알려진 비타민 음료는 많은 양 의 설탕이 첨가되어 당뇨에 좋지 않은 음식이다. 비타민 음료는 약간의 비타민만 들어 있을 뿐 설탕이 더 많이 첨가되어 있다.

에너지 드링크

피로를 풀어주는 에너지 드링크에서는 탄산 음료만큼 설탕이 많이 첨가되어 혈당을 빠르게 올린다.

생선 초밥

 생선 초밥은 밥 양이 많아서 당뇨에 좋지 않다. 그리고 생선 초밥은 설탕이 많이 첨가 되어 밥맛이 단 것이 특징이기도 하고 혈당

을 빠르게 올려 당뇨에 좋지 않은 생선 초밥 대신에 생선회를 먹는 것이
당뇨에 좋다.

크림치즈

크림치즈는 혈당을 많이 올리지는 않지만 당뇨에 좋지 않은 포화
지방이 많은 음식이다. 포화 지방이 많고 칼로리가 높은 크림치
즈는 고혈압의 원인이 되기도 한다.

마요네즈

당뇨에 좋지 않은 마요네즈는 포화 지방이 많은 것이 특징이다. 마요네
즈는 포화 지방이 많아 조금만 먹어도 쉽게 살이 찔 수 있고 칼로리가 높
은 마요네즈는 당뇨 합병증의 위험을 높일 수 있기 때문에 가급적 먹지
않는 것이 좋다.

고구마

다이어트 음식으로 알려져 있지만 탄수화물 함량이 매우 높아
당뇨에는 좋지 않다. 혈당을 빠르게 올려 당뇨에 좋지 않은
고구마와 감자도 당뇨에 피해야 하는 음식중의 하나이다.

밥 지을 때 코코넛오일 한 스푼 넣으면 칼로리 60% 떨어진다.

흰 쌀밥 한 공기는 300칼로리 정도 된다. 여기에 찌개나 국, 밑반찬까지 함께 먹으면 한 끼 칼로리 섭취량이 결코 적지 않다. 미국화학학회(American Chemical Society) 학술대회에서 최근 발표된 연구에 따르면 쌀밥에 코코넛오일과 같은 식물성 지방을 더한 다음 냉장고에 넣어 식히면 칼로리가 60% 정도 떨어진다고 발표했다. 그리고 지금은 많은 사람들이 다이어트로 사용하고 있다.

이번 연구를 발표한 스리랑카 화학자들은 다양한 조리법을 연구한 끝에 밥의 칼로리를 대폭 떨어뜨릴 수 있는 방법을 찾았다.

끓는 물에 코코넛오일을 한 티스푼 떨어뜨린 다음 쌀 반 컵을 넣어 40분간 조리해 밥을 짓는다. 그리고 완성된 밥을 12시간동안 냉장고에 넣어 식힌다.

이러한 방법으로 조리한 쌀밥은 일반적인 방법으로 조리한 밥보다 저항성 녹말의 양이 최소 10배 이상 많다. 그리고 이 쌀밥을 섭취하면 평소보다 칼로리 섭취량이 50~60% 정도 떨어진다. 일반적으로 밥 한 공기가 300칼로리 정도 나가지만 이러한 방법으로 만든 밥은 150칼로리밖에 되지 않는다는 것이다. 이와 같은 조리법이 칼로리를 떨어뜨리는 데는 다음과 같은 이유가 있다. 쌀을 끓여 뜨겁게 지은 밥에 든 포도당의 구조는 느슨하다. 하지만 이를 차갑게 식히면 분자들이 단단하게 결합하게 되고, 이 과정에서 효소 저항성이 강해진다. 코코넛오일과 같은 지방은 이러한 분자의 재배열을 더욱 공고히 하는데 도움을 주는 역할을 한다. 그리고 몸에 좋은 박테리아를 늘리는데도 도움이 된다.

Chapter 08

당뇨병
운동만 잘해도
절반의 성공이다

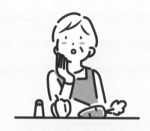

당뇨병을 위한
운동은 무엇이 있을까요?

당뇨병 예방을 위한 운동 효과는 무엇일까요?

당뇨병의 치료와 예방에는 운동이 좋다고 하지만 어떤 효과가 있는 것일까? 유산소 운동은 혈당 조절 효과가 뛰어나 당뇨병 환자들에게 많이 권해지는 운동이다. 유산소 운동의 종류에는 걷기와 조깅, 등산 등 여러 가지가 있다. **유산소 운동은 당뇨인들에게는 매일 먹어야 하는 밥과 같은 존재다.** 자신의 성향이나 상태에 잘 맞고, 무엇보다 일상에서 쉽게 규칙적으로 할 수 있는 운동을 선택해야 지속성을 높일 수 있다. 제2형 당뇨병은 인슐린의 기능이 약해져 혈당 수치가 높아지게 되는 것을 운동을 함으로써 아래와 같은 효과를 얻을 수 있다.

- 혈액 속의 포도당이 세포나 근육에 흡수되어 혈당이 저하된다.
- 인슐린의 효과(인슐린 저항성)가 개선된다.
- 비만 해소와 예방으로 이어진다.
- 스트레스가 해소된다.
- 심폐 기능이 향상된다.
- 고혈압과 이상지질혈증의 개선된다.
- 운동 기능이 향상된다.

제1형 당뇨병은 인슐린을 만들어 내는 세포가 망가져 버리기 때문에 운동을 통한 인슐린의 기능 회복은 어렵다. 그러나 운동을 함으로써 다른 질병에 걸릴 위험이 줄거나 스트레스가 경감되거나 도움이 되는 요소가 많이 있다. 그렇기 때문에 1형도 2형도 운동 습관을 길러야 하는 것이다.

 ## 당뇨병에 효과적인 운동은 무엇이 있을까요?

전술한 바와 같이 당뇨병의 예방과 치료에는 운동이 중요하다. 그 럼 어떤 운동을 하는 것이 좋을까? 당뇨병의 예방에는 유산소 운동과 레지스탕스 운동이 좋다고 알려져 있다. 어느 한쪽뿐만 아니라 유산소 운동과 레지스탕스 운동을 조합하면 더 효과적이 다.

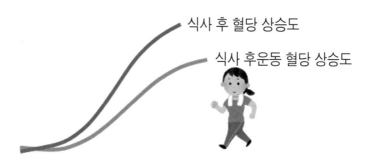

식사 후 혈당 상승도

식사 후운동 혈당 상승도

어느 정도의 운동량이 필요할까요?

유산소 운동의 운동량

유산소 운동은 중등도 수준의 운동을 1회 20분 이상 실시하는 것이 좋다고 알려져 있다. 중등도 수준이란 운동하다가 '약간 힘들다' 또는 '편안하다' 고 느끼는 정도를 말한다. 맥박수도 운동 강도의 기준이 되며, 아래와 같은 계산 방법으로 낼 수 있다.

(220-연령)×0.5=운동 시 기준으로 하는 맥박수(회/분)

부정맥이나 신경 장애가 있는 분 등은 맥박수로 강도를 결정할 수 없는 경우가 있기도 하여 체크하는 것이 좋다. 운동 빈도는 일주일에 150분 이상, 일주일에 3일 이상 하는 것이 권장되고 있다.

걷기 운동의 경우는 1회 15~30분에 1일 2회 실시하면 좋다. 맥박 수와 운동량, 걸음 수 등은 스마트폰 앱으로 기록할 수 있기 때문에 활용하는 것도 하나의 방법이다.

유산소 운동

유산소 운동은 전신의 근육을 사용하는 운동을 말한다. 유산소 운동을 하면 세포나 근육에 당이 흡수되기 쉬워진다. 또 약한 힘이 계속 근육에 걸리기 때문에 에너지원으로 체지방이 쓰이고 체지방이 연소가 된다. 이로 인해 식후 혈당이 높은 상태가 완화되는 것과 인슐린이 효과가 좋은 몸이 되는 것이다.

예부터 약을 먹는 것보다 음식을 먹는 것이 건강에 좋고 먹는 것보다 걷는 것이 좋다고 했다.

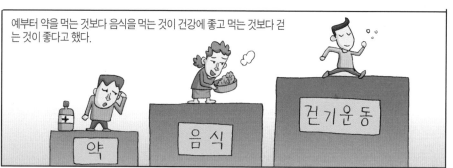

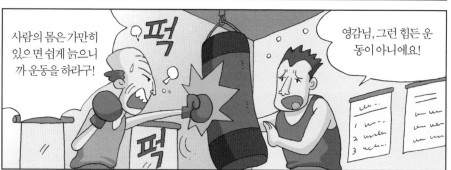

사람의 몸은 가만히 있으면 쉽게 늙으니까 운동을 하라구!

영감님, 그런 힘든 운동이 아니에요!

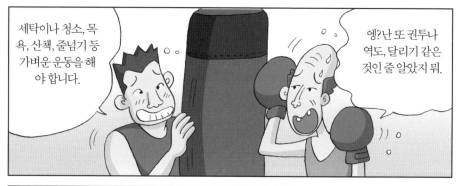

세탁이나 청소, 목욕, 산책, 줄넘기 등 가벼운 운동을 해야 합니다.

엥? 난 또 권투나 역도, 달리기 같은 것인 줄 알았지 뭐.

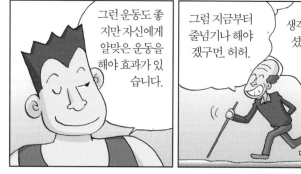

그런 운동도 좋지만 자신에게 알맞은 운동을 해야 효과가 있습니다.

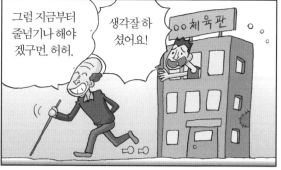

그럼 지금부터 줄넘기나 해야겠구먼. 허허.

생각 잘 하셨어요!

○○체육관

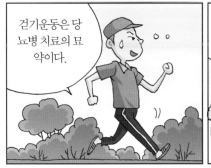

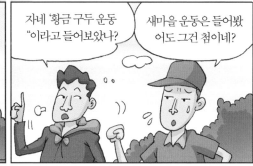

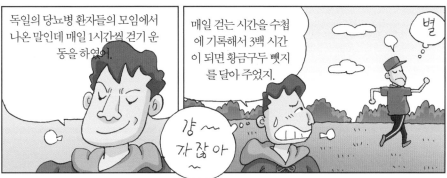

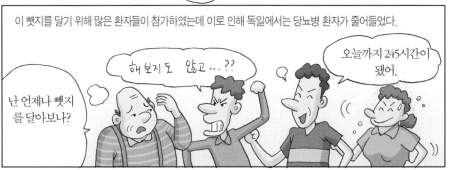

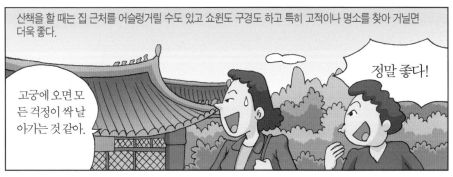

유산소 운동의 종류

걷기운동

당뇨병 환자라면 매일 최소 30분씩 걸으라는 말이 있다. 그만큼 걷기는 당뇨인들에게 많이 권장되는 운동이다. 누구나 쉽게 시도할 수 있고 특별한 장비나 기술이 없어도 되며, 장소를 따질 것도 없이 집 근처 혹은 회사 근처에서 언제든 할 수 있다는 것이 걷기 운동의 장점이다.

걷기운동의 포인트

당뇨병의 치료 및 예방에는 유산소 운동이 효과적이다. 유산소 운동의 하나인 걷기 운동이지만 평소대로 걷는 것이 아니라 올바른 자세로 걷는 것이 중요하다.

· 허리를 펴고 가슴을 펴고 걷는다.

· 턱을 가볍게 당겨, 앞을 보고 걷는다.

· 팔꿈치를 가볍게 구부리고, 팔을 흔들면서 걷는다.

· 보폭을 넓히고, 발뒤꿈치부터 땅에 닿도록 한다.

· 중심을 앞으로 이동시켜 발끝으로 차며 앞으로 걷는다.

평소의 걸음걸이가 습관화되어 버려서 처음에는 위화감을 느낄지도 모르지만 올바른 자세로 걷는 것으로 유산소 운동의 효과를 최대한 얻을 수 있다.

조깅

 조깅은 어려운 동작도 없고, 시간적, 금전적인 투자 없이도 어디서나 쉽게 도전할 수 있는 운동이다. 운동 효과 역시 뛰어나서 가볍게 뛰는 동작을 반복하는 동안 복부 내장지방을 비롯하여 우리 몸 속의 지방들이 쉽게 분해 및 연소된다. 또한 뛰는 내내 심폐기능과 심장기능에 자극을 주어 심폐기능을 강화하는데도 도움을 준다. 포도당 대사를 도와 혈당을 내리는 효과 역시 뛰어나다.

 조깅을 할 때는 평소 자신이 걷는 속도의 2배 정도의 속도로 평지를 꾸준하게 뛰는 것이 좋다. 아스팔트길이나 시멘트 길보다는 부드러운 흙길이 관절 건강에 유리하다. 발의 부담을 덜어줄 수 있는 전용 조깅화를 신도록 하며, 발이 땅에 닿을 때는 뒤꿈치부터, 발 중앙, 발 앞, 발가락 순서로 땅에 닿아야 충격이 적다.

자전거

 안장에 앉아 체중을 싣기 때문에 하지에 체중의 부하가 없고, 운동 자체의 체력적인 부담도 적다. 특히 체중이 실리는 것이 부담스러운 당뇨발 환자도 안전하게 운동할 수가 있다. 당뇨발 외에도 비만이나, 폐경 등의

이유로 관절이 약해진 경우, 허리가 좋지 않은 경우, 골다공증이 있는 경
우 등 체중부하 운동이 어려운 다른 환자들 역시
자전거 타기가 좋은 대안이 될 수 있다. 야외에
서 자전거 타기가 어려운 경우엔 실내에서
고정식 자전거를 이용하여 운동을 하는
것도 도움이 된다.

등산

자연 속에서 운동을 하는 등산은 스트레스를 크게 해소시켜주는 효과가
있어 정신건강 측면에서도 매우 긍정적이다. 또한 산에 따라 다르겠지만
보통 1시간 등산에 소모되는 열량이 400kcal(50kg 성인 기준) 정도
로 에너지 소모가 많아서 비만을 해소하는데도 매우 뛰어나다.

하지만 그만큼 체력적인 부담이 크고 부상이나 조난 등의 위험도 있을
수 있기 때문에 노약자, 자율신경병증이 있는 사람, 관절질환이 있는 사
람, 심한 당뇨발 환자 등은 피해야 한다. 또한 기압차나 기온차로 인해 혈
압이 상승하기 쉬우므로 고혈압 등 심혈관계질환이 있는 사람은 너무 높
은 산이나, 겨울철 등산은 피하는 것이 좋다.

수영

수영은 물의 부력 때문에 체중부하가 걸리지 않는 운동이라는 장점이

있다. 관절이 약한 경우 운동을 규칙적으로 이어가기가 어렵고 특히 폐경기의 여성이나 노인, 비만인 사람 혹은 임산부는 관절이 약해져 있기 쉬워 운동 시 더욱 조심해야 하는데, 이런 사람들이 관절 부담 없이 마음 놓고 할 수 있는 운동이 바로 수영이다. 또한 낙상과 같은 부상을 입을 염려가 없는 운동이라는 장점도 있다. 따라서 낙상에 늘 주의해야 하는 노인이나, 서 있는 균형을 잡기 어려운 당뇨병성 자율신경병증 환자 등이 시도하기에 좋다.

에어로빅댄스, 아쿠아로빅

에어로빅은 음악에 맞춰 즐겁게 할 수 있어 운동에 지루함을 잘 느끼고, 평소 운동을 좋아하지 않는 사람들도 즐겁게 할 수 있다. 남녀노소 누구나 쉽게 할 수 있으며, 체력부담이 적은 것부터 동작이 아주 어렵고 운동량이 아주 많이 요구되는 고강도까지, 운동의 난이도와 운동량을 조절할 수 있는 점도 장점이다. 음악, 도구, 목적, 연령 등에 맞춰 다양한 프로그램이 존재하기 때문에 자신의 취향과 목적에 맞춰 할 수도 있고, 흥미를 잃지 않고 새로운 운동을 계속 접할 수 있다.

균형을 잡기 어려운 자율신경병증 환자 그리고 부상에 주의해야 하는 노약자와 임산부 등에게는 에어로빅 대신 아쿠아로빅이 권장된다. 물의 부력 덕분에 체중 부담이 줄어들기 때문에 발과 관절에 가는 충격을 줄일 수 있고, 넘어져 부상을 당할 걱정도 없다.

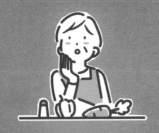

4분 운동으로
혈당 수치 최대 52%
낮아지는 가자미근
푸시업

의자에 앉아서 이 운동만 해도 혈당 수치가 낮아진다.

앉아서 생활하는 시간이 긴 현대인들은 신진대사가 느려져 각종 성인병 위험에 노출되기 쉽다. 이 사실을 알면서도 앉아서 일을 해야만 하는 사람들은 분명 존재한다. 이들을 위한 연구 발표가 최근 미국 휴스턴 대학에서 있었다. 휴스턴 대학의 생물학 박사인 마크 해밀턴 교수가 이끄는 연구진은 가자미근 푸시업이라는 간단한 운동법을 제시했다. 이것은 **앉아서도 대사량을 높일 수 있는 효과적인 동작**이다. 가자미근은 비장근이라고도 하며, 서있거나 걸을 때 사용하는 근육이다. 무릎에서 발뒤꿈치까지 이어지는 장딴지에 위치한다. 다른 근육들은 대부분 탄수화물(글리코겐)을 에너지원으로 사용하는 반면 가자미근은 포도당과 지방을 에너지원으로 사용한다.

따라서 탄수화물에 의존하는 **다른 근육들과 달리 장시간 운동되어도 피로감이 쉽게 찾아오지 않는다는 장점**이 있다.

식후 혈당 수치 52%, 인슐린 필요량 60% 감소

휴스턴대 연구진은 15명의 실험 참가자들에게 포도당 음료를 준 뒤 3시간 동안 가자미근 푸시업을 하도록 했다. 운동 후, 참가자들의 **식후 혈당 수치가 52%, 인슐린 필요량이 60% 감소**했다. 특히 공복 시간에 운동했을 때, 지방 대사율이 두 배 높았고, 이에 따라 혈중 지방이 크게 줄어, 콜레스테롤 수치 역시 낮아졌다.

해밀턴 박사는 다른 근육 운동을 하면 금방 피곤해져 한계가 있다. 하지만 가자미근 푸시업은 몇 시간 동안 지치지 않고 할 수 있다고 말했다. 근육 운동할 때 우리는 보통 근육세포나 간의 글리코겐을 에너지원으로 쓰

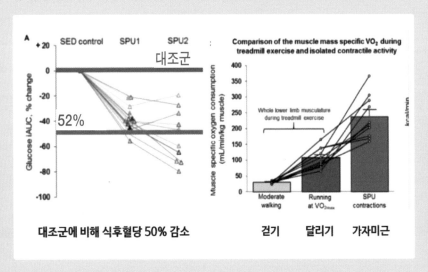

는데, 가자미근 운동할 때는 혈중 포도당과 지방을 글리코겐 대신 에너지원으로 쓰기 때문이다.

해밀턴 교수는 산화 대사가 이보다 더 좋은 의약품은 없다며 체중의 1%에 불과한 가자미근을 움직여 운동하면 탄수화물 산화를 두 배, 때로는 세 배까지 높일 수 있다고 말했다.

1%도 안되는 가자미근의 비밀

가자미근은 매우 넓고 납작하지만, 두꺼워서 큰 힘을 낼 수 있는 구조로 되어 있다. 가자미근은 밑쪽에서 아킬레스건이라 불리는 발꿈치 힘줄을 장딴지근과 함께 형성한다. 그 후 발꿈치 힘줄은 발꿈치 뼈 융기까지 가서 닿다. 이 가자미근은 장딴지근과는 다르게 무릎 밑에서 일어나므로 무릎관절에는 작용하지 않고, 대신 발바닥 굽힘을 강하게 일으킨다. 특히, 근육의 작용이 강하게 나타나는 것은 이 근육이 담당하는 발목관절의 발바닥 굽힘이 나타날 때로, 대표적인 예로 보행, 춤, 까치발을 설 때 등이다. 특히 **까치발을 서서 발가락으로 서 있을 때 근육이 매우 강하게 작용**하는 것이다. 이 이론을 바탕으로 미국 휴스턴대 연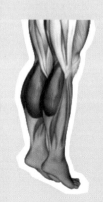구진이 간단하면서도 효과가 큰 좌식 운동법을 발전시켰다. 연구진은 앉아있는 동안 발뒤꿈치를 들어 올리는 까치발 운동을 반복하면 탄수화물과 지방대사율이 크게 높아지는 것으로 나타났다고 국제학술지 '아이사이언스'(iscience)에 발표했으며, 이 연구진은 이 운동을 '가자미근 푸시업' 이라 명명했다.

심지어 가자미근은 서있거나 걷는 것이 아니라 앉아서 발뒤꿈치를 들었다 내리는 것만으로 운동이 된다. 이러한 가자미근 푸시업은 신진대사를 몇 시간 동안이나 촉진하고, 혈당을 낮추며 제 2형 당뇨병 위험성을 낮춰준다.

실제로 해당 연구에서는 실험을 통해 가자미근 푸시업은 끼니 사이, 식사를 하지 않는 시간에 평상시보다 지방 대사율을 두 배로 높여 혈중 중성지방 수치를 낮추는 데에도 도움을 준다고 밝혔다. 또한, 포도당 음료를 섭취 후 3시간 동안 혈당은 52%, 인슐린은 60% 감소했다.

가자미근은 전체 근육의 1% 정도밖에 안 된다는 점을 고려하면, 국소 부위의 운동만으로도 혈당 조절과 신진 대사 개선이 크게 이루어진다는 점이 눈에 띈다. 앉아서 지방 연소와 혈당 조절 등 운동 효과를 볼 수 있다는 것도 현대인들에게 희소식이다.

가자미근 푸시업 하는 방법

1. 양발을 바닥에 평평하게 대고 바른 자세로 의자에 앉는다.

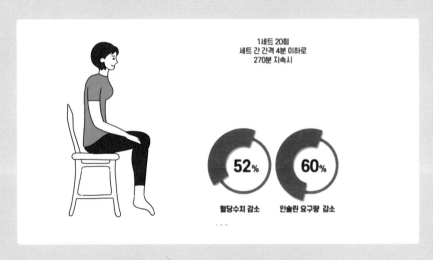

1세트 20회
세트 간 간격 4분 이하로
270분 지속시

52% 혈당수치 감소   60% 인슐린 요구량 감소

2. 발가락을 바닥에 고정한 채로 뒤꿈치만 들어 올린다.
3. 발 뒤꿈치를 최대한 들어 올린 후, 잠시 후 제자리로 돌아온다.

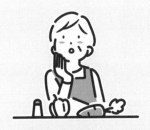

당뇨병을 위한
근력(레지스탕스) 운동은
무엇이 있을까요?

레지스탕스(근력) 운동

레지스탕스 운동은 근육에 부하를 반복적으로 가하는 운동을 말한다. 레지스탕스 운동에 의해 근육이 발달하면 당을 효율적으로 섭취할 수 있게 된다. 효율적으로 되면 당 섭취량이 증가하여 식후 혈당을 낮추는 것을 앞당기는 것이다. 또 근육이 붙으면 기초대사량이 올라가면서 에너지 소비량이 증가한다. 그렇게 되면 **인슐린의 효과가 높아져 혈당 수치가 떨어진다.** 레지스탕스 운동은 이른바 근력 훈련이다.

근력 운동은 실내에서 할 수 있기 때문에 외출하지 않아도 **집 안에서 당뇨병에 효과적인 운동**을 할 수 있다.

스쿼트, 윗몸일으키기, 뒤축후리기, 팔굽혀펴기 등이 있다.

근력 운동은 잘못된 자세나 방법으로 해 버리면 무릎이나 허리 등을 다칠 수 있으므로 전문가가 가르쳐 준 올바른 방법으로 하는 것이 좋다.

레지스탕스 운동의 운동량

레지스탕스 운동은 10~15회 1세트부터 시작한다. 서서히 세트 수를 늘려 간다. 숨을 멈추지 말고 호흡을 의식하는 것이 중요하다. 빈도는 주 2~3회가 적절하여 무리하지 않는 것이 좋다. 심장 질환이나 합병증 등이 있는 분, 고령자는 고강도 레지스탕스 운동은 위험하므로 주의가 꼭 필요하다.

인슐린 늘리는 운동 있을까요?

운동은 인슐린의 분비를 늘린다기 보다는 인슐린이 잘 효과가 있는 몸으로 개선된다는 이해가 맞다. 당뇨병은 과식이나 비만, 운동 부족 등이 원인으로 혈당이 높아지고 인슐린이 효과가 어려워져서 생기는 병이라서 인슐린이 효과가 좋은 몸으로 개선하기 위해서는 유산소 운동과 레지스탕스 운동을 하는 것이 좋다고 알려져 있다. 운동으로 인슐린의 분비가 증가하는 것은 아니지만 인슐린의 기능이 좋아져 당뇨병의 치료와 예방이 된다.

운동하는 시간은 언제가 최적일까요?

운동을 하는 타이밍은 기본적으로는 언제든지 괜찮지만 식후에 고혈당이 되는 분은 식후 1시간 경에 운동을 하는 것을 추천한다. 제1형 당뇨병인 분이나 저혈당 약을 복용하고 있는 분은 저혈당이 되지 않는 시간대를 선택한다.

운동을 계속하게 하는 것이 중요하기 때문에 시간에 얽매이지 않고 계속할 수 있는 방법을 찾아 계속해 나가도록 해야 한다.

일상생활 속에서 할 수 있는 운동은 무엇이 있을까요?

 운동하느라 일정한 시간을 못 잡으신 분이나 운동을 잘 못하는 사람들은 생활속에서 동작을 운동으로 바꿔보는 것도 좋다. 유산소 운동이나 레지스탕스 운동과 같은 효과를 얻을 수 있는 움직임이 일상생활 속에 있다.

· 빨리 걷기
· 자전거로 출퇴근
· 한 정거장 앞 역이나 정류장에서 하차하여 걷는 방법
· 엘리베이터나 에스컬레이터가 아닌 계단을 이용하는 걸어서 쇼핑하는 방법
· 창문 닦기나 목욕 청소 등을 부지런히 운동처럼 하는 방법
· 텔레비전을 보면서 근육 운동이나 스트레칭을 하는 방법

갑자기 큰 목표를 세워 버리면 좀처럼 달성하지 못하고 포기해 버릴 가능성이 있다. 계속할 수 있는 것이 중요하기 때문에 자신이 할 수 있다고 생각한 운동부터 시작해 보는 것이 좋다.

당뇨병, 운동을 안 하면 어떻게 될까요?

당뇨병 환자나 예비군 분들이 운동을 하지 않으면 앞서 설명한 바와 같

이 운동을 함으로써 얻어지는 것을 얻지 못하게 되어 나중에 문제가 생길수가 있다. 운동을 하지 않으면 이러한 효과를 얻을 수 없고 당뇨병이 진행이 된다. 당뇨병이 진행되면 생명의 위기와 관련된 합병증을 일으킬 수 있다. 당뇨병의 합병증으로 신경 장애와 망막증, 신증의 3대 합병증과 동맥 경화가 있다.

 당뇨병 운동에서 금기가 되는 것은 무엇일까요?

당뇨병에는 운동이 효과적이지만, 운동을 하지 않는 것이 좋은 경우가 있다.

- 신장 기능이 저하되어 있다
- 혈당치가 높다
- 관절과 근육의 통증이 강하다
- 합병증이 진행되고 있다
- 뼈와 관절에 병이 있다
- 심장병이나 폐병이 있다
- 감염증이 있다
- 발가락이나 손톱의 변형, 괴저가 있다

상기 이외에도 운동을 제한할 수 있다. 운동 요법을 시작하기 전에 의료 검사를 받고 의사나 물리 치료사의 지시에 따라 한다.

운동은 왜 당뇨병에 좋을까요?

 당뇨병은 인슐린이라는 호르몬이 잘 분비되지 않거나 기능이 저하됨으로써 혈액 속의 포도당이 증가하여 고혈당 상태가 되는 질환이다. 운동을 함으로써 혈당이 저하되거나 인슐린의 작용이 좋아지거나 당뇨병의 증상을 개선시키는 효과를 얻을 수 있다. 또한 당뇨병의 원인이 되는 비만이나 스트레스 해소로도 이어진다. 이러한 이유로 운동은 당뇨병에 좋다고 알려져 있다.

운동 요법은 당뇨병 치료의 기본 중 하나이다. 식후 운동을 통해 식후 고혈당을 억제하고 혈당 조절을 좋게 하거나 운동을 지속함으로써 인슐린의 기능을 좋게 하는 것이 중요한 목적이다. 또한 제2형 당뇨병 환자는 뇌졸중 발병률과 사망 위험이 운동 요법에 의해 반감되는 것으로 밝혀졌다. 운동에 의해 근육에서 포도당이나 지방의 이용이 촉진되어 혈당치가 저하된다. 게다가 운동을 계속하면 인슐린의 기능이 좋아지고 혈당 조절도 잘 된다.

 ## 당뇨운동 주의해야 할 점은 무엇인가요?

운동 요법은 가벼운 운동부터 시작하여 서서히 시간을 길고 강도도 약간 강하게 한다. 부상을 방지하기 위해 준비운동은 잘 하고 운동에 적합

한 복장과 신발로 한다. 몸이 안 좋을 때나 더워나 추위가 심할 때에는 무리하지 않도록 한다. 혈당 조절이 불안정할 때는 가벼운 운동을 짧은 시간에 하고 혈당의 추이를 관찰한다. 운동 요법은 무리 없이 계속하는 것이 중요하다. 혈당 조절이나 합병증의 상태에 따라서는 운동을 피하는 것이 좋을 수 있다. 다음 증상에 해당하는 경우는 운동을 하기 전에 주치의와 잘 상의한다.

혈당컨트롤이 나쁠 때

 공복 시 혈당치 250mg/dL 이상, 소변 케톤체 양성으로 판정되었을 때(30분 이상의 운동을 실시하기 전에는 혈당 측정과 가능하면 소변 케톤체의 체크도 함께 실시한다.)

합병증이 진행되고 있을 때

· 증식 전 망막증 혹은 증식 망막증이 있다.

· 신부전 상태에 있다

· 기립성 저혈압 등의 자율 신경 장애가 진행되고 있다.

· 다리 말초 신경 장애, 폐색성 동맥 경화증이 있다.

기타 합병증이 있는 때

· 심장과 폐 질환 고혈압이 심할 때

· 뼈, 관절 질환이 있다.

· 감염증, 괴저가 있는 등

운동을 실시하는 시간은 식후 1~3시간경이 좋다고 되어 있지만, 특별히 정해져 있지는 않다. 그러나 공복 시에는 저혈당이 될 가능성이 있기 때문에 피하도록 한다. 또한 인슐린이나 내복약으로 치료하고 있는 환자에서는 운동 중뿐만 아니라 운동하고 잠시 시간이 지난 후에도 저혈당이 일어날 수 있으므로 주의해야 한다.

당뇨병은 약물요법과 식사요법, 그리고 운동요법만 잘하면 아무런 걱정 없이 지낼 수 있는 병이다. 식사 후에 식후 혈당이 올라가 있으면 꼭 운동을 해서 혈당을 떨어뜨려야 하는데 좋은 운동을 하면 혈당이 떨어지고 당뇨 합병증을 예방하는데 효과적이다.

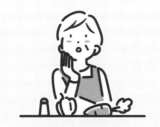

혈당을 쑥 내려주는

집에서 하는 **실내운동**은

무엇이 있을까요?

당뇨병에 좋은 실내운동은 무엇이 있을까요?

 당뇨에 좋은 실내운동은 신진 대사를 올려주고 혈당을 빠르게 떨어뜨리는데 도움이 된다. 실내운동이기 때문에 비가 오거나 눈이 오는 날에 집에서 쉽게 할 수 있다. 당뇨에 효과적인 실내 운동은 개인의 성별, 연령, 건강 상태 등에 따라 난이도가 달라질 수 있다.

혈당을 쑥 내려주는 집에서 하는 근력운동

근력운동은 우리 몸의 근육을 강화하고 건강을 유지하는데 매우 중요하다 하지만 많은 사람들이 바쁜 일정과 시간 제약 때문에 체육관에 다니기 어렵다. 운동을 시작하기 전에 충분히 스트레칭을 하여 준비운동을 해야 한다. 자신의 체력 수준에 맞게 운동 강도를 조절해야 하고 운동 중에 통증을 느끼면 즉시 중단해야 한다.

제자리 걷기

당뇨에 좋은 실내운동으로 빠르게 걷기를 해준다. 실내에서도 빠르게 걷기를 할 수 있다. 식사 후 30분 뒤에 빠르게 걷기를 해줘야 위에 부담이 적고 뱃속에 부대낌이 적다. 실내에서 빠르게 걷기를 하는 것은 야외에서 하는 것만큼 운동량이 크다.

가장 기본적인 유산소 운동이다. 자리에서 빠르게 걷는 것으로, 20~30분 정도 꾸준히 하면 효과적이다. 무릎을 높이 들어 올리고 팔을 함께 흔들면 더욱 효과적이다.

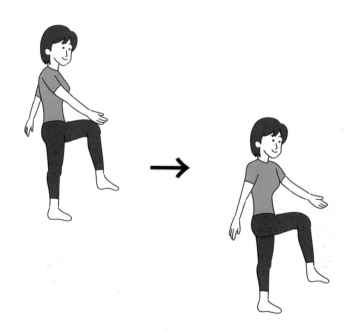

런지

런지는 당뇨에 효과적인 실내운동이다. 맨몸 런지는 허벅지 근육과 종아리 근육을 발달 시켜 혈당을 떨어뜨리는데 효과적이다.

맨몸 런지는 식후 혈당을 떨어뜨리고 기초 체력을 길러주는 데 좋다. 맨몸 런지는 뱃살까지 빼주고 힙업까지 해준다.

다리를 앞뒤로 번갈아 가며 움직이는 운동이다.

하체 근육 강화에도 효과적이다. 다리와 엉덩이를 강화하는 데 도움이 되는 운동이다. 한 쪽 다리 앞으로 내딛고 무릎을 구부리고 다리를 펴면 된다. 반대쪽 다리로 번갈아가며 반복한다.

10~15회씩 3세트 정도 반복한다.

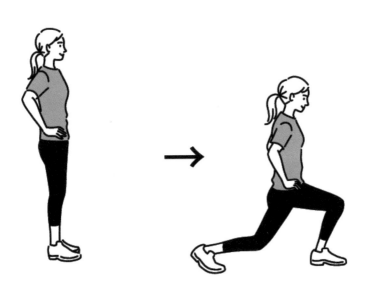

스쿼트

스쿼트만큼 당뇨에 좋은 운동이 없다. 당뇨에 좋은 실내운동인 맨몸 스쿼트는 가장 근육 부위가 큰 허벅지 근육을 단련 시켜줘서 혈당을 떨어뜨려준다. 맨몸 스쿼트는 정확한 자세로 하는 것이 중요하고 꾸준히 해줘야 당뇨에 효과적이다.

다리를 어깨너비로 벌리고 무릎을 굽히는 운동이다. 하체 근육 강화와 엉덩이 라인 관리에 효과적이다.

다리와 엉덩이를 강화하는 데 효과적인 운동이다. 바른 자세를 유지하며 천천히 하체를 내리고 올리면 된다.

15~20회씩 3세트 정도 반복한다.

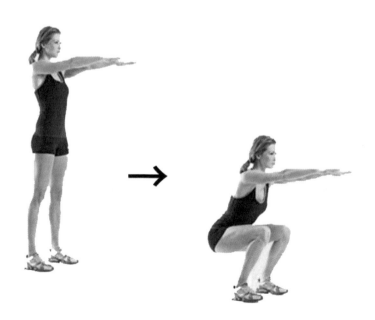

버피

당뇨 실내운동으로 버피 테스트가 있다. 버피 테스트는 짧은 시간 에 **혈당을 많이 떨어뜨리는 효과가 있는 실내운동**이다. 버피 테스트는 실내에서 쉽게 할 수 있지만 운동 강도가 매우 높아 기초 체력을 충분히 기른 후 하는 것이 좋다. 기초 체력이 부족하면 슬로우 버피 테스트를 하는 것도 추천한다.

스쿼트 자세에서 팔굽혀펴기를 하고 점프하는 운동이다.

전신 운동으로, 체지방 감소와 근력 향상에 효과적이다.

10회씩 3세트 정도 반복한다.

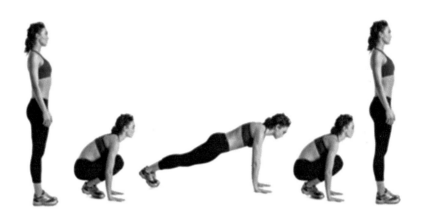

팔굽혀펴기

상체 근력 강화에 효과적인 운동이다.

무릎을 꿇거나 발끝으로 하는 등 자신의 체력 수준에 맞게 자세를 조절할 수 있다.

가슴, 어깨, 코어 근육을 강화하는 데 도움이 되는 운동이다. 팔꿈치를 90도로 구부리고 몸을 내리고 올리면 된다.

10~15회씩 3세트 정도 반복한다.

팔굽혀펴기는 가정에서 할 수 있는 좋은 운동이다.

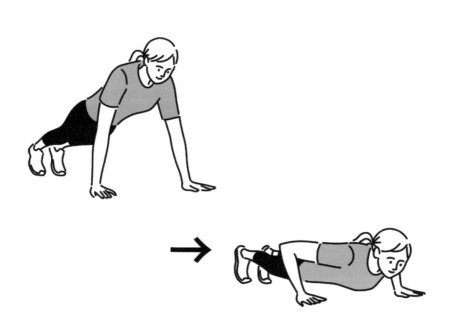

플랭크

코어 근육 강화에 효과적인 운동이다.

처음에는 30초 정도 유지하고 점차 시간을 늘려나간다.

손바닥과 발끝을 바닥에 붙이고 몸을 일직선으로 유지한다.

30초~1분씩 3세트 정도 반복한다.

하늘 자전거

운동 초보자도 쉽게 따라할 수 있는 하늘 자전거는 혈당 떨어뜨리는 당뇨 실내운동이다. 평소에 무릎 관절염이 있거나 허리 디스크가 있는 경우 쉽게 할 수 있다. 하늘 자전거 운동 방법은 방바닥에 누워서 자전거 페달을 밟듯이 다리를 빠르게 움직이기만 하면 된다. 하늘 자전거는 집에서 쉽게 할 수 있는 당뇨 실내운동이고 기초 체력 기르는데 좋다.

댄스

좋아하는 음악을 들으며 춤을 추는 것도 좋은 유산소 운동이다.

칼로리 소모량이 많고 스트레스 해소에도 도움이 된다.

20~30분 정도 즐겁게 춤을 추세요.

계단 오르기

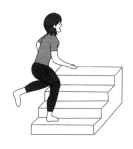

집에 계단이 있다면 계단을 오르내리는 운동도 좋다.

하체 근육 강화와 체지방 감소에 효과적이다.

10~20분 정도 꾸준히 오르내린다.

벤치 딥스

삼두근을 강화하는 데 효과적인 운동이다. 등을 벤치에 대고 손을 벤치에 붙인 후 팔꿈치를 구부리고 펴며 몸을 올리고 내린다.

벽 시트

허벅지 근육을 강화하는 데 도움이 되는 운동이다. 등을 벽에 붙이고 무릎을 구부리면서 앉아서 일정 시간 동안 유지한다.

레그 레이즈

복부 근육을 강화하는 데 효과적인 운동이다.

등을 바닥에 붙이고 다리를 일직선으로 펴고 올리고 내린다.

힙 쓰러스트

엉덩이 근육을 강화하는 데 도움이 되는 운동이다. 등을 바닥에 붙이고 무릎을 구부리면서 엉덩이를 들어올린다.

마운틴 클라이머

다리, 엉덩이, 복부, 어깨 등 상체와 하체를 모두 강화하는 데 효과적인 운동이다. 팔꿈치와 무릎을 번갈아가며 가슴을 앞으로 당기는 동작을 반복한다. 이러한 운동들은 집에서도 손쉽게 할 수 있으며, 근력을 향상시키고 체력을 키우는 데 도움이 된다.

하지만 운동을 시작하기 전에 몸을 충분히 풀어주고, 바른 자세와 호흡을 유지하는 것이 중요한다. 또한 운동 전후로 충분한 스트레칭을 해주는 것도 잊지 말도록 한다.

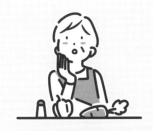

당뇨병 용어 정리

당뇨병에 자주 등장하는 용어

반응성 저혈당증(식후 저혈당증)
식사 후 1~4시간 이후에 나타나는 저혈당증. 고당질 식사 후 과잉 분비된 인슐린이 원인으로 추정되고 있다. 당질이 많은 식사(예: 당지수가 높은 식품 섭취 시)를 하면 혈당이 갑작스럽게 높이 오르는 것을 막기 위해 인슐린이 필요 이상으로 많이 분비되고, 이후 혈당이 정상이 되더라도 인슐린 과잉에 의해 저혈당 증상이 나타날 수 있다. 대개 비만한 사람에서 탄수화물 위주 혹은 단순당질을 과다 섭취하는 경우 발생하며 당뇨병 전단계의 증상으로도 나타날 수 있다. 따라서 비만한 경우 체중감량을 해야 하며 과도한 당질 섭취를 피하고 혈당이 안정될 때까지 식사 일기를 작성하여 저혈당을 유발하는 식품을 확인하고 섭취를 제한하는 것이 권장된다.

백내장
안구의 수정체가 혼탁해져서 빛을 제대로 통과시키지 못해 시력이 약해지는 안구 질환. 눈의 홍채 뒤에는 투명한 조직인 수정체가 존재한다. 수정체는 눈으로 들어온 빛을 굴절하여 망막에 맺히게 하는 역할을 하는데, 여러 이유로 이 수정체가 맑지 않고 흐려져서 빛이 제대로 투과되지 않으면 시야가 안개 낀 듯 뿌옇게 흐려진다. 대부분 원인불명이지만, 당뇨병 환자의 경우 대사작용의 이상에 의해 발생될 수 있다. 나이가 들면서 노화로 인해 발생하는 경우가 가장 흔하며, 유전적 원인도 드물지 않다. 약물치료와 인공수정체 삽입수술 등의 치료를 통해 회복할 수 있다.

이상지질혈증(고지혈증)
혈액 속의 콜레스테롤 또는 중성지방 등의 지방성분(지질)이 정상 범위보다 많거나 적은 상태. 좋은 콜레스테롤인 HDL 콜레스테롤의 경우는 높을수록 몸에 이로운 것이므로 무조건 높으면 안 좋다는 의미의 고지혈증이라는 용어 대신 지질대사에 이상이 생겼다는 의미로 이상지질혈증이라 부른다. 지방성분이 필요이상으로 많으면 혈관벽에 쌓여 염증을 일으키고, 혈관벽을 좁게 만들어 동맥경화를 일으키게 된다. 이와 같이 좁아진 혈관을 피가 엉겨붙은 형태인 혈전이 혈관을 막게 되면 뇌경색 및 심근경색과 같은 각종 심뇌혈관질환을 야기할 수 있다. 당뇨병이 있으면 중성지방이 올라가고, 좋은 콜레스테롤(HDL 콜레스테롤)이 감소하는 경향이 있다.

인슐린(insulin)
췌장의 베타세포에서 분비되는 호르몬. 혈액 속의 포도당을 몸 속의 다양한 장기에서 사용할 수 있도록 전달하는 역할을 한다. 인슐린의 분비는 혈당의 농도에 의해 영향을 받는다. 즉, 음식을 섭취하여 혈당이 상승하면 인슐린이 분비되어 포도당을 열량원으로 사용해야 하는 인체 내 각 조직에서 포도당을 흡수하도록 함으로써 결과적으로는 혈당 수치를 낮춰 언제나 혈당이 일정한 범위를 유지하도록 하는 것이다. 어떤 이유로 베타세포에서 인슐린이 충분히 분비되지 않을 경우, 혹은 인슐린이 분비되어도 제 기능을 충분히 다 하지 못하는 경우(인슐린 저항성)에는 혈액 속의 포도당이 사용되지 못해 혈당 수치가 높아지게 되는데, 이렇게 인슐린 분비 혹은 기능 이상으로 스스로 혈당을 조절하지 못하는 질환이 당뇨병이다.

인슐린 감수성(insulin sensitivity)
인슐린에 반응하는 생체의 감수성. 인슐린 민감성이라고도 한다. 인슐린의 혈당 강하 작용에 얼마나 조직이 잘 반응하는지를 뜻하는데, 인슐린 감수성이 높을수록 같은 정도의 혈당을 내리는데 적은 인슐린이 필요하고, 같은 양의 인슐린에도 혈당이 많이 내려간다.

인슐린 저항성(insulin resistance)
인슐린 감수성의 반대 의미로 같은 정도의 혈당을 내리는데 많은 인슐린이 필요하고, 같은 양의 인슐린에도 혈당이 보다 적게 내려간다. 즉, 인슐린 저항성이 심하면 인슐린 치료 시 다량의 인슐린 주사에 의해서도 혈당이 잘 안 내려갈 수 있다. 일반적으로 복부 비만, 운동 부족, 열량 과잉 섭취 등이 인슐린 저항성을 높이는 것으로 추정된다.

인슐린 치료(인슐린 요법)
인슐린 분비가 많이 부족해서 경구약제만으로는 혈당조절이 어려울 경우 인슐린 주사를 시작해야 한다. 췌장에서 인슐린이 거의 분비되지 않는 제1형 당뇨병에서는 반드시 인슐린 치료가 필요하다. 그 밖에도 당뇨병성 혼수, 임신, 경구혈당강하제로 혈당이 조절되지 않는 제2형 당뇨병, 수술 전후, 중증 감염, 중증 간 또는 신장 장애가 있는 경우에도 인슐린 치료가 필요한 경우이다. 인슐린 치료의 종류에는 중간형 혹은 지속형 인슐린의 1일 1~2회 주사요법, 지속형과 속효성 인슐린을 1일 3~4회 주사하는 다회주사요법, 그리고 인슐린펌프 등을 이용하여 피하에 지속적으로 주입하는 지속주사요법 등이 있다.

인슐린 감수성 개선제
근육, 지방조직과 같은 말초 조직이 인슐린에 민감하게 반응하도록 하는 약. 단독으로 복용 시 저혈당이 거의 없는 것이 특징이며, 비구아나이드 계열 약물인 메트포르민, 치아졸리딘디온 계열의 액토스 등이 있다.

인슐린 분비 촉진제
췌장에서의 인슐린 분비를 촉진시켜 혈당을 떨어뜨리는 약. 글리메피라이드, 글리부라이드, 글리클라짓 성분의 설폰요소제 계열, 메글리티나이드 계열이 대표적이며 대개 저혈당 및 체중 증가 등의 부작용이 동반된다. DPP-4 억제제 계열도 기전은 조금 다르지만 인슐린 분비를 촉진시킨다.

인슐린 주사
인슐린치료를 위해 사용하는 주사제제. 인슐린은 작용 시간에 따라 초속효형(2시간), 속효형(4시간), 중간형(12시간), 지속형(24시간)으로 나누며 중간형과 속효형 혹은 초속효형과 지속형이 혼합되어 있는 혼합형 인슐린도 사용 가능하다. 한편, 보관용기 종류에 따라 바이알형(vial, 병형)과 펜형으로 구분할 수 있다.

자가혈당측정
당뇨병 환자가 스스로 혈당을 측정하고 확인하는 것으로, 혈당을 조절하는데 참고할 수 있다. 치료방법 혹은 혈당 조절상태 등을 고려하여 자가혈당측정기를 이용하여 식전 혹은 식후 혈당을 측정하도록 한다. 혈당조절이 양호하거나 약물치료 없이 식사, 운동요법으로 치료하는 경우라면 자주 측정할 필요는 없다. 그러나 인슐린 치료, 특히 다회주사요법을 하는 경우 자주 혈당을 측정하여 적절한 인슐린 용량을 결정할 수 있도록 한다. 또한 혈당 조절이 불량하거나 당뇨병 치료약제를 변경한 경우에도 자주 측정해보는 것이 좋다.

저혈당(증)
일반적으로 혈당이 70mg/dL 미만으로 떨어졌을 때 저혈당이라고 한다. 저혈당증이란 여러 가지 원인에 의해서 혈당이 정상 수치 이하로 감소함으로써, 신체기관에 공급되는 포도당의 양이 감소하여 다양한 증상(식은땀, 떨림, 가슴 두근거림, 배고픔, 구역, 구토, 복통, 어지러움, 두통, 짜증, 집중력 장애, 시력 변화, 의식 소실, 혼수 등)을 나타내는 상태를 말한다. 일반적으로 혈당을 내리기 위해 사용하는 경구혈당강하제와 인슐린이 필요 이상으로 사용되거나, 식사를 거르거나, 혹은 운동을 심하게 해서 혈당이 떨어지는 경우에 나타난다. 그러나 높은 고혈당 수치가 오래 지속된 경우 정상혈당범위로 혈당이 떨어지더라도 저혈당증을 느끼는 경우가 있는데 이를 '상대적인 저혈당증' 이라고도 한다. 주로 고령층에서 갑자기 혈당을 정상화시킬 때 나타나며 이 때는 서서히 혈당을 낮춰가는 것이 좋다.

죽상경화증
오래된 수도관 안에 녹이 쌓이는 것처럼 혈관의 내막에 콜레스테롤이 차츰 쌓이고 내피세포의 증식이 일어나 죽종(내막에 쌓인 지방질과 괴사된 조직이 죽처럼 안에 고여있는 혹)이 형성되는 혈관질환. 죽종이 터져 혈전이 생기거나, 죽종 안에 출혈이 일어나 혈관 내부의 지름이 좁아져 혈액순환에 장애가 일어난다.

췌도(랑게르한스섬, Langerhans islets)
췌장에서 인슐린을 비롯한 혈당조절 관련 호르몬을 분비하는 세포군집. 섬처럼 생겨서 췌도, 췌장소도 혹은 발견자의 이름을 따서 랑게르한스섬이라고 불린다. 췌장(이자, pancreas) : 위의 뒤쪽에 위치한 몸의 장기. 소화에 필요한 효소와 호르몬을 분비하는 역할을 한다. 췌장에서 분비되는 췌장액(이자액)은 단백질, 지방, 탄수화물 분해

효소로 나뉜다. 또한 췌장 속의 랑게르한스섬이라는 특수한 조직에서는 호르몬이 분비되는데, 그 중 알파세포에서는 글루카곤, 그리고 베타세포에서는 인슐린이 분비된다. 인슐린은 혈당이 높을 때 분비되며, 혈액 속의 포도당을 글리코겐이나 지방으로 변화시켜 혈당을 조절하는 역할을 한다. 글루카곤은 혈당이 낮을 때 분비되어 글리코겐 성분을 분해시켜 혈당을 상승시킨다.

케톤산혈증

고혈당으로 인한 급성 합병증 중 하나. 인슐린이 절대적으로 부족해져 당을 사용하지 못하고 대신 지방을 에너지원으로 사용하면서 일어나는 증상이다. 지방을 에너지로 사용하기 위해 몸 속에서 분해되면 그 과정에서 '케톤'이라는 독성 물질이 만들어지는데, 강한 산성을 가진 이 케톤이 혈중에 쌓여 혈액이 산성화를 일으키면서 케톤산혈증이 일어난다. 이로 인해 구토와 복통이 발생하고, 심할 경우 저혈압, 혼수, 사망에 이르게 된다. 주로 인슐린 분비가 되지 않는 제1형 당뇨병 환자에게 발생하는데, 처음 진단 당시에 함께 동반되기도 하지만 인슐린 치료를 받던 제1형 당뇨병 환자가 인슐린 주사를 거르는 경우에도 발생할 수 있다.

케톤(keton)

혈액 속에 포도당이 부족한 경우 간과 근육에 저장된 글리코겐을 분해해서 포도당으로 사용한다. 글리코겐마저 다 사용될 경우 몸은 에너지원(포도당)을 언기 위해 지방과 단백질을 분해해서 포도당으로 만드는데, 지방이 포도당으로 바뀌면서 만들어지는 부산물이 케톤이다. 케톤은 경우에 따라 뇌에서 에너지 원으로 사용할 수도 있지만, 대부분의 기관에서는 사용하지 못해서 혈액 등에 쌓이게 되는데 이 상황이 길어지면 혈액을 산성화시켜서, 케톤산혈증으로 진행한다.

콜레스테롤(cholesterol)

세포에 존재하는 스테로이드 화합물. 세포막을 구성하는데 필요한 기본물질로 동물에게서만 합성된다. 성호르몬, 부신피질호르몬 등을 만드는데 반드시 필요한 성분이기도 하다. 크게 HDL(high density lipoprotein) 콜레스테롤과 LDL(low density lipoprotein) 콜레스테롤 수치로 나눌 수 있다. 혈액 속에 LDL 콜레스테롤이 지나치게 많아지면 혈관벽에 쌓여 혈관의 좁고 딱딱하게 만들어 혈액의 흐름을 방해한다. 이를 동맥경화라고 하며 각종 심혈관계질환의 원인이 된다. 반대로 HDL 콜레스테롤은 혈관 속의 불필요한 LDL 콜레스테롤을 간으로 돌려보내는 역할을 하기 때문에 몸에 이롭다. LDL 콜레스테롤의 수치는 80~130mg/dL이 정상 범위이며, HDL콜레스테롤의 수치는 40~70mg/dL이 정상 범위이다.

포도당

영어로는 글루코스(glucose). 당의 한 종류로 사람을 포함한 생물의 중요한 에너지원이다. 단순한 탄수화물 구조인 단당류로 달콤한 꿀이나 과일에 많이 들어있으며, 순수한 포도당의 당도는 설탕의 3/4정도다. 탄수화물이 섭취되면 소화기관을 통해 포도당으로 분해된다. 분해된 포도당은 혈액 속으로 녹아 들어가 에너지원으로 활용된다. 여분의 포도당은 간과 근육에 글리코겐 형태로 저장되었다가 에너지가 필요할 때 다시 포도당으로 바뀌어 사용된다. 글리코겐으로도 다 저장되지 않은 포도당은 지방으로 바뀌어 저장된다.

혈당

혈액 속에 포도당이 녹아있는 것을 혈당이라고 하고, 혈당량은 혈액 100mL 당 존재하는 포도당의 농도를 말한다. 혈당은 췌장에서 분비되는 인슐린과 글루카곤에 의해 늘 일정농도를 유지한다. 공복혈당의 정상치는 100mg/dL 미만이며 정상인의 경우 70~180mg/dL 범위에서 혈당이 유지되는데 주로 공복시에는 낮은 혈당을, 식후에는 높은 혈당 수치를 보인다. 혈당을 측정하는 방법은 채혈을 통한 정맥혈의 생화학적 검사법과 간이혈당측정기를 통한 모세혈관 혈액의 검사법이 있다. 당뇨병 등의 정확한 혈당검사는 채혈을 통한 생화학적 검사가 필수적이며 간이혈당측정기를 이용한 혈당검사는 권장되지 않는다. 그러나 자가혈당검사를 통한 혈당조절이 목적이라면 간이혈당측정기가 추천된다.

참고서적
질병관리본부, 대한당뇨학회, 서울대병원, 세브란드병원, 신문사, 포털사이트 등